P9-BIV-099

La Cura de Savia y zumo de limón

K. A. Beyer

La Cura de Savia y zumo de limón

Ideal para adelgazar y desintoxicar el cuerpo

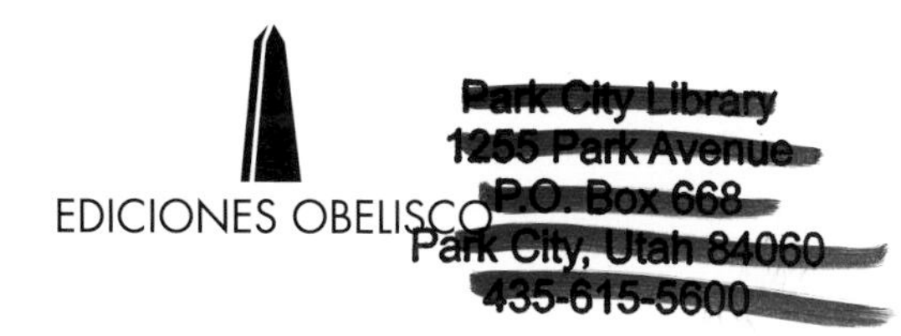

Si este libro le ha interesado y desea que le mantengamos informado de nuestras publicaciones, escríbanos indicándonos qué temas son de su interés (Astrología, Autoayuda, Ciencias Ocultas, Artes Marciales, Naturismo, Espiritualidad, Tradición...) y gustosamente le complaceremos.

Puede consultar nuestro catálogo en www.edicionesobelisco.com

Los editores no han comprobado la eficacia ni el resultado de las recetas, productos, fórmulas técnicas, ejercicios o similares contenidos en este libro. Instan a los lectores a consultar al médico o especialista de la salud ante cualquier duda que surja. No asumen, por lo tanto, responsabilidad alguna en cuanto a su utilización ni realizan asesoramiento al respecto.

Colección Salud y Vida natural
La Cura de Savia y zumo de limón
K. A. Beyer

1.ª edición: noviembre de 1992
47.ª edición: juliol de 2017

Maquetación y diseño de cubierta: *Marta Ruescas*

Edita: Ediciones Obelisco, S. L.
Collita, 23-25. Pol. Ind. Molí de la Bastida
08191 Rubí - Barcelona - España
Tel. 93 309 85 25 - Fax 93 309 85 23
E-mail: info@edicionesobelisco.com

ISBN: 978-84-9111-240-2
Depósito Legal: B-15.143-2017

Printed in Spain

Impreso en Gráficas 94, Hermanos Molina, S. L.
Polígono Industrial Can Casablancas
c/ Garrotxa, nave 5 - 08192 Sant Quirze del Vallès (Barcelona)

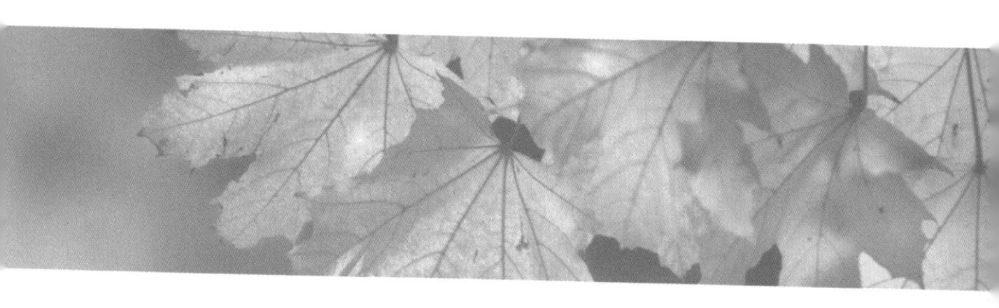

Prefacio

Ideal para eliminar toxinas y depósitos grasos

La Cura de Savia y zumo de limón, según su creador, Stanley Burroughs, constituye para una persona sana un medio razonable y natural de liberar el cuerpo de toxinas y depósitos grasos, conservando el bienestar general y la plena capacidad de rendimiento.

Mientras se lleva a cabo la Cura no puede sobrevenir ningún daño a la salud, porque el cuerpo se abastece de todos los nutrientes necesarios y el metabolismo se refuerza.

Preferiblemente bajo el control de un médico naturista o de un buen dietista o terapeuta especializado esta cura es muy recomendable en muchos casos, incluso para gente enferma y debilitada. A través de la purificación profunda y de la eliminación de tejido adiposo superfluo se incrementa el bienestar general y se logra una buena base para un tratamiento posterior.

En respuesta a quienes han afirmado que la Cura de Savia y zumo de limón no constituye una alimentación equilibrada, hay que aclarar lo siguiente: la Cura de Savia y zumo de limón no es una forma de alimentación, sino una cura de ayuno a base de zumo, que se lleva a cabo por un tiempo limitado. Se trata de ayudar al cuerpo a purificarse y liberarse de todos los depósitos y grasas superfluas.

Muchas veces estos depósitos se han acumulado a través de años de alimentación incorrecta y un modo de vivir erróneo. Cuando el cuerpo no los elimina espontáneamente, conviene estimularlo mediante un ayuno (una o dos veces al año). Por su composición, la Cura es especialmente apropiada para hacerlo; y vale la pena tener en cuenta que además, durante el tiempo de la Cura se renuncia a tóxicos estimulantes como alcohol, azúcar, etcétera.

En la naturaleza el ayuno es un proceso totalmente natural y es también parte importante en los procesos de purificación, física y espiritual, recomendados por las grandes tradiciones religiosas. Aunque la medicina actual, centrada en la eficiencia tecnológica, ha marginado este extraordinario recurso para la salud, el ayuno sigue asombrando por su eficacia.

Espero que cada vez más y más personas lleven a cabo la Cura de Savia y zumo de limón, y deseo que este libro tenga el éxito que merece, en interés de sus lectores.

Brunhild Zechelius
Naturópata diplomada.
Edewecht-Westerscheps (Alemania)

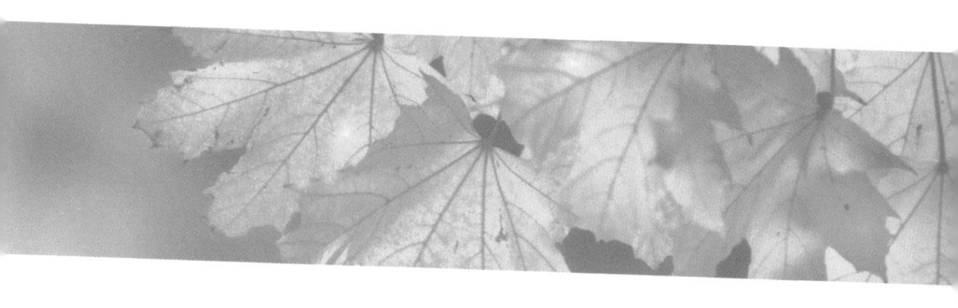

Prólogo

Un remedio extraordinario al alcance de todos

Dejar de comer y beber es más que un placer; es gloria para el alma.

León Tolstoi

Cuando comemos, nuestro organismo absorbe los nutrientes útiles y procura eliminar los que le son extraños o que le perjudican; pero no está siempre en condiciones de hacer esta selección porque lo sobrecargamos, o también porque lo que comemos contiene demasiados ingredientes dañinos o poco aconsejables. Los alimentos nos dejan residuos, aunque sean puros, y se acumulan entonces en algunos órganos, sobre todo en los intestinos.

Por eso es bueno ayunar de vez en cuando, porque de esta manera dejamos que el organismo pueda hacer el trabajo de limpieza necesario y de forma totalmente natural. Si observamos los animales cuando están enfermos veremos cómo buscan instintivamente alguna hierba que les purgue, cómo ayunan y se curan.

Una vez a la semana limpiamos el polvo en nuestra casa, pero en cambio parece que nos cuesta comprender que el propio organismo necesita también una limpieza. Los millones de células del organismo viven todas las horas del día y todos los días un trabajo intenso y se merecen… ¡unas vacaciones! Pero es una idea que no nos pasa por la cabeza.

Algunas enfermedades se manifiestan con la aparición de fiebre, o a través de los ojos que lagrimean, por la nariz que gotea, o por la piel que se cubre de pequeñas erupciones: se trata de una depuración, de una purificación del organismo. En otras palabras, ya que no nos depuramos nosotros mismos, son los propios órganos los que están obligados a hacer el trabajo que nos correspondería.

Por eso ayunar es una costumbre tan saludable, y sería magnífico que cada persona ayunara de vez en cuando si las condiciones lo permiten.

La Cura del Sirope de Savia parte del ayuno para ofrecernos, como veremos, un método muy útil al alcance de todos.

Ideal para el bienestar

El tiempo de ayuno es además un momento ideal para llevar a cabo un poco de tarea personal de desarrollo y bienestar interior, eligiendo música y lecturas que puedan inspirarnos.

Los beneficios más importantes del ayuno no suelen verse a primera vista, pero al cabo de cierto tiempo los seguidores de los ayunos periódicos se muestran más radiantes y vitales; y pueden comprobar después de un ayuno cómo las materias que el organismo elimina por las vías naturales pierden su olor.

La Cura del Sirope de Savia: un método muy sencillo, que puede seguir todo el mundo

Hasta hace pocos años sólo se seguían ayunos a base de agua, que son realmente severos y requieren, sobre todo al inicio, una notable fuerza de voluntad. Desde hace un tiempo se pueden seguir ayunos con zumos o caldos vegetales en clínicas especializadas –algunas no demasiado asequibles–, que requieren desplazamientos y mucho tiempo de dedicación.

Por eso, cuando los fundadores de Madal Bal comenzaron la divulgación de la «Cura del Sirope de Savia con zumo de limón» nos interesamos enseguida por este método, ya que todo el mundo puede ponerlo en práctica en casa, e incluso se pueden seguir manteniendo las tareas y la vida cotidiana. El enorme éxito conseguido a lo largo de todos estos años confirma el acierto de este gran método depurativo y de curación.

Este libro contiene la información esencial para seguir la Cura; todo lo que se necesita saber antes de empezar, cómo hacerla, los detalles y consejos para aprovechar todos los beneficios.

Sólo nos queda animaros a ponerla en práctica. Recordemos el viejo aforismo de los yoguis: «Vale más un gramo de práctica que toneladas de teoría». Así que… ¡ánimo y adelante!

Jaume Rosselló

Capítulo 1

Para empezar

El ayuno es el primer principio de la medicina.

Rumi (poeta persa, 1207-1273)

Puesta a punto del sistema digestivo

De vez en cuando, una máquina necesita una puesta a punto, un sistema necesita una limpieza, un trabajador necesita una pausa. Nuestro cuerpo y sistema digestivo no es diferente.

El propósito principal de comer, de la ingesta de alimentos, es fortalecernos y mantener nuestra salud, pero en muchas ocasiones se ha convertido en una manera de debilitar nuestro cuerpo y destruir nuestra salud. El exceso de proteínas, grasas, comidas procesadas o refinadas, drogas, aditivos, productos químicos, humos, etc. es una carga enorme que debe ser procesada, digerida, asimilada y eliminada.

El resultado de esta sobrecarga es un exceso de toxinas en nuestro torrente sanguíneo, en nuestros órganos y células. Esta acumulación de desechos interfiere en la nutrición y oxigenación de estas últimas, reduciendo su formación y regeneración. Estamos igual de sanos que nuestras células. Mientras que ellas se sumergen en toxinas, nosotros empezamos a ahogarnos en nuestros propios residuos.

Como un río contaminado más allá de su capacidad, empezamos a perder nuestra vitalidad y energía. Nuestro cuerpo se convierte en nuestro enemigo. Experimentamos dolor de cabeza, cansancio, dolores y molestias generales. Ganamos peso. Nos sentimos viejos, perdemos claridad, motivación… ¡Ha llegado el momento de cambiar nuestros hábitos!

A lo largo de la historia, la experiencia ha demostrado que un período de abstinencia de comida sólida es una bendición para todo el organismo, la inversión ideal en la mejora de la salud y una mayor esperanza de vida.

Digerir la comida sólida consume mucha energía corporal. Durante un ayuno, o sea la abstinencia de alimentos sólidos, no sólo reducimos molestos depósitos de grasa sino también muchas sustancias tóxicas acumuladas en nuestro organismo. El cuerpo no gasta su energía en la digestión y asimilación de nutrientes sino la ahorra y la invierte en depurarse y autocurarse.

El cuerpo sólo pierde lo que no es útil: grasas superfluas, toxinas y sustancias de desecho acumuladas. En cambio ganamos salud: aumenta nuestra vitalidad, mejora nuestra digestión, el sueño y la circulación, tenemos mayor resistencia a la enfermedad, nos hemos liberado de grasas y toxinas y… ¡¡hemos rejuvenecido unos años!!

¿Qué es la Cura de Sirope de Savia y zumo de limón?

Es un tratamiento para **desintoxicar el organismo**. No es un medicamento ni una forma de alimentación, es una técnica terapéutica a base de zumo de limón y Sirope de Savia de palma y arce que incluye los beneficiosos efectos del ayuno para dar al cuerpo la posibilidad de depurarse, aumentar las defensas, liberar depósitos grasos en exceso y producir nuevos anticuerpos, conservando o mejorando el bienestar general y la plena capacidad de rendimiento.

No es un tratamiento para una enfermedad en concreto, pero en cambio suele ser una excelente terapia para un gran número de trastornos y enfermedades: alergias, asma, afecciones dermatológicas, hipertensión, artritis, reumatismo, estreñimiento, etc.

La realización de la cura no supone ningún riesgo para la salud, ya que el cuerpo se abastece de todos los nutrientes necesarios durante la misma y el metabolismo se va reforzando. Sólo está contraindicada para diabéticos, embarazadas, lactantes, depresión aguda y otras enfermedades graves.

La Cura de Savia y zumo de limón es ideal para un tratamiento de **desintoxicación y reducción de peso**. Al final de este libro hemos incluido cartas de agradecimiento que dan testimonio de su eficacia. Pero sólo su propia experiencia personal podrá mostrarle lo que la Cura es capaz de hacer en su caso particular. Es muy probable que, al igual que mucha otra gente, usted se interese por la Cura para perder peso o bien para liberarse de algún trastorno o molestia desagradable.

El éxito de la Cura

Para el cuidado corporal. El cabello y la piel. Poco a poco, el éxito de la Cura ha ido convenciendo también a los médicos y especialistas de la salud. Aparte de sus importantes efectos desintoxicantes y adelgazantes, la Cura de Savia y zumo de limón es también de gran provecho para el **cabello** y para cualquier **tratamiento estético** en general. Un instituto capilar de Suiza hace de ella una parte obligatoria del tratamiento. «Las impurezas del cuerpo son llevadas hacia los vasos más periféricos y llegan también al cabello», opina el director del instituto. «Para un cabello sano la desintoxicación del cuerpo es absolutamente necesaria y nada se presta mejor para ello que esta Cura».

La Cura en el método Kousmine. En las clínicas francesas de la famosa médica naturista Dra. Catherine Kousmine, autora del célebre método que lleva su nombre, se sigue una «cura vital», como allí llaman a la Cura de Savia y zumo de limón. Se utiliza en numerosos casos como tratamiento preparatorio básico para introducir a continuación nuevos hábitos alimenticios más saludables. Un cuerpo sano y purificado responde mucho más favorablemente a cualquier cambio positivo, y produce el renacimiento de la inteligencia innata de nuestro organismo, nuestro médico interior.

Con esta edición, revisada y completada con experiencias obtenidas tanto en España como en otras partes del mundo, esperamos contribuir a que desaparezcan sus dudas y facilitar el acceso a una cura con la cual usted también quedará entusiasmado.

Capítulo 2

Pierda más de 5 kilos en 10 días

La grasa se disuelve literalmente

La finalidad principal de la Cura es la desintoxicación del organismo, así que la pérdida de peso no es más que un efecto secundario. Durante la Cura, el cuerpo consume al mismo tiempo también los depósitos superfluos de grasa. Así que la pérdida de peso es un efecto de esta depuración en el transcurso de la cual también se embellece la piel y el cabello, se normaliza la digestión y el nivel de colesterol, y desaparecen diversas irregularidades corporales, incluso influye en el estado psíquico de manera positiva, como veremos más adelante.

Ayunar para perder peso

La Cura de Savia y zumo de limón ayuda a mejorar de forma increíble gran cantidad de enfermedades y trastornos físicos. Pero ayuda también en caso de problemas de sobrepeso. Es frecuente una pérdida de peso de 5 kg o más en los 10 días de la cura.

Puede considerarse que el exceso de grasa es el resultado de un montón extra de calorías almacenadas en las células grasas. El objetivo de estas células es servir como combustible en tiempos de hambre o escasez, pero en la práctica, el ejercicio y actividad física que llevamos a cabo hoy en día es mucho menor, lo cual no ayuda a quemar esas calorías. Además solemos buscar satisfacciones emocionales con la comida –sobre todo con recetas y alimentos muy calóricos–, con lo que llenamos y llenamos esas células grasas y el cuerpo aumenta de peso.

Durante la Cura, las células grasas se utilizan como combustible para generar energía. Tan pronto el cuerpo necesite calorías, comenzará el proceso de catabolismo (transformación de moléculas complejas en moléculas sencillas). Cada 500 g de grasa contienen unas 3500 calorías que se pueden convertir en combustible para el cuerpo, con lo que, normalmente, cada día de ayuno se suele adelgazar.

La Cura puede ser un camino para adelgazar, sobre todo si después de hacerla somos capaces de seguir un estilo de vida más saludable y para esto la buena cocina dietética puede ayudarnos.

Evitar recuperar peso

Toda pérdida de peso puede recuperarse posteriormente si se siguen malos hábitos de alimentación, de ahí que recomendemos cambiar estos hábitos. Muchas veces tenemos apetencias irracionales por una carencia de minerales que aparecen por no prestar atención a una alimentación integral. Tomar polen, por ejemplo, provee al cuerpo de un amplio abanico de minerales, oligoelementos y aminoácidos. Lo cual contribuye a mantener el peso logrado con la Cura de Savia y zumo de limón, y evita que se produzcan sensaciones de hambre (*véase* «Polen: el pequeño milagro de la naturaleza», pág. 68).

Está comprobado que para muchas personas es de gran ayuda llevar un diario durante la Cura, anotando cada día los cambios que se están produciendo, cómo se sienten, que tipo de sueños se tienen, y sobre todo, los nuevos y mejores hábitos alimenticios que se quieren introducir después de la Cura.

Mucha gente afirma que no se siente capaz de cambiar sus malos hábitos. Aquí la Cura se presta como ayuda casi revolucionaria, ya que rompe prácticamente de golpe con todos nuestros hábitos. Esta autoconfianza de poder cambiar y renunciar voluntariamente a la comida habitual es una base importante para seguir una vida más sana después.

En muchos casos el problema de sobrepeso tiene su origen en un exceso de apetencias anímicas, es decir, se come impulsivamente porque se siente un vacío interior, o una frustración debido a la falta de afecto, de valores de reconocimiento por los demás, de inseguridad, por nerviosismo, etcétera. «Comiendo intento rellenar este vacío».

La Cura no funciona sólo a nivel físico, sino que también purifica, eleva y refuerza a nivel mental y emocional; ya sabemos que todo nuestro ser está interrelacionado.

La Cura nos trasmite la autoconfianza, no solamente de renunciar a la comida, sino que también nos da la lucidez de «puedo si quiero» en cualquier aspecto de la vida y nos anima a replantear nuestros valores y actitudes vitales.

Por tanto, para solucionar el problema del sobrepeso en sí, convendría decidirse firme y conscientemente, ya durante la Cura, de ir introduciendo formas de alimentación y de vida más sana, integrales y satisfactorias; hacer algo de deporte, caminar cada día; y procurar no reaccionar con cualquier frustración, enfado o malestar, llevándose algo de comida o bebida a la boca. Es entonces cuando podremos comprobar si sólo se han ensanchado nuestros pantalones o también nuestra consciencia.

La experiencia es la madre de la ciencia

«La experiencia es la madre de la ciencia», así que si se decide a iniciar la Cura, enseguida comprobará los resultados. Ahora bien, en este caso lo mejor es que primero lea este libro. Conviene poner atención especial a los capítulos 3, 4 y 5. Después hay que hacer la prueba. Y aunque ahora no lo crea, ¡en 10 días estará bastante más ligero, más sano, y se sentirá al mismo tiempo de maravilla!

Durante la Cura aumenta la sensibilidad hacia nuestro entorno y las capacidades creativas e intuitivas aumentan de forma considerable.

Disfrute de estos nuevos horizontes que se le están abriendo. Muchas personas empiezan a abrirse y gozar de la música clásica, espiritual o relajante durante estos días de la Cura. Descubren de manera espontánea las bellezas de la naturaleza, del mar, o perciben por primera vez un estado interior de armonía, de paz consigo mismos y con el resto del universo, de autoconfianza y del gozo de estar vivo. Es en estos momentos cuando los problemas suelen perder su pesadez y la nueva percepción intuitiva puede ser un camino hacia la libertad interior.

Por tanto, conviene llevar a cabo la Cura en una época en que usted no vaya sobrecargado de trabajo ni compromisos sociales, y pueda desligarse de las presiones y obligaciones de la vida cotidiana que le fatiguen demasiado.

La Cura le invita a la reflexión, a momentos de silencio, al encuentro consigo mismo o a actividades creativas.

Tras la jornada, si puede, recójase conscientemente en su espacio interior, haga cosas que le apetezcan, descanse siempre cuando el cuerpo se lo pida, y disfrute conscientemente y sin prisa de las nuevas experiencias que la Cura le proporciona.

Comemos demasiado

Uno de los efectos de la Cura de Savia y zumo de limón es la saludable reacción que se produce en el organismo gracias al simple hecho de ayunar, es decir, gracias a que dejamos de comer durante unos pocos días. Además, nuestro cuerpo inicia un proceso para liberar toxinas, y sabe cómo hacerlo, porque siempre comienza por quemar las más nocivas. Y, al no gastar energía en la tarea de digerir, también descansa.

Hoy sabemos que comer menos aumenta la esperanza de vida, porque no es la cantidad de alimentos ingeridos, sino la calidad de los nutrientes asimilados por el cuerpo, lo que nos hace fuertes y saludables. Limitar el exceso de calorías mejora la longevidad de las personas y ha pasado a formar parte de los principales programas actuales antienvejecimiento (antiaging).

Existen varios factores para explicar el fenómeno; el primero es el peso: para reducir el peso se eliminan todas las grasas saturadas y el exceso de almidones, lo que evidentemente hace que mejoren nuestros niveles de glucosa y colesterol. Al reducir el peso corporal nuestro organismo trabaja de un modo más eficiente y con ello se ve beneficiado todo nuestro metabolismo.

También el corazón agradece trabajar con una sangre más limpia y cumplirá así su tarea con menos esfuerzo. Disminuirán la obesidad y las enfermedades cardiovasculares, que aparecen entre las principales causas de la mortalidad en los países desarrollados.

Otro aspecto clave está en la variedad y calidad de los alimentos que comemos. Comer poco y mal nos lleva a la inanición y a la enfermedad, pero comer un poco menos y de mejor calidad nos llevará a disfrutar de una mejor salud.

Para saber el aporte calórico necesario lo mejor es consultar con el médico o especialista en nutrición. Ellos son los que pueden calcularlo para cada persona, según su constitución física, actividad laboral, clima del entorno, etc.

Para aumentar la esperanza de vida contribuyen otros factores personales como nuestra herencia biológica, hábitos de salud, actividad física, y la forma de tomarse la vida. Éstos son aspectos igual de importantes para vivir más y mejor, sin embargo, en todo ello la alimentación es decisiva.

Capítulo 3

El ayuno y la Cura

En medicina natural, el ayuno es uno de los remedios más antiguos y poderosos que existen. La capacidad curativa de la naturaleza puede expresarse con toda su fuerza si dejamos que nuestro cuerpo, mediante el ayuno, pueda depurarse. Una forma de ayuno muy conocida y eficaz en muchas partes del mundo es la Cura de Savia y zumo de limón.

Rejuvenecer con el ayuno

Ayunar ayuda a desintoxicarnos y nos vuelve más sanos, ligeros y libres. La relación que establecemos con los alimentos y la comida se renueva y aparece en toda su valía. Ayunar es de los pocos métodos naturales que actúan con máxima eficacia; permite apartarse del bullicio y ganar cierto recogimiento y tranquilidad personal, ser más conscientes de la realidad... a la vez que se pierde peso y liberamos al organismo de restos que le sobran. Muchas personas lo practican en todo el mundo, una o dos veces al año, al inicio de la primavera o del otoño, o aprovechando unos días de vacaciones. Sólo se necesita un poco de fuerza de voluntad, porque es el remedio más barato que existe y está al alcance de todos. El ayuno merece una mayor divulgación y reconocimiento médico. Conviene dar a conocer sus beneficiosos efectos más y mejor, ya que es la terapia natural más asequible y eficaz que se conoce.

Recuerdo histórico. El ayuno es una práctica muy utilizada a lo largo de la historia. En las principales culturas y religiones encontraremos referencias a la práctica de abstinencia de algún alimento durante unos determinados períodos de tiempo como hecho saludable o purificador. Así encontramos la Cuaresma y Pascua cristianas, el Ramadán musulmán, los ayunos budistas o las abstinencias de los hinduistas y los yoguis. Pero, más allá de las religiones, y de su significado espiritual, que lo tiene, el ayuno es una práctica médica con una clara función beneficiosa para el cuerpo.

El ayuno tiene diversas modalidades y aplicaciones y, según sea el objetivo que tengamos, se le pueden encontrar indicaciones diferentes. Hay ayunos con más o menos duración y con más o menos restricciones: ayunos completos de 7-10 días y ayunos intermitentes, a partir de 12 horas hasta 3 días. El ayuno intermitente es una práctica a menudo poco conocida y poco comprendida pero que aplicada adecuadamente, constituye una buena herramienta médica y de salud, con beneficios tanto preventivos como curativos, y que se puede incluir dentro de las prácticas depurativas.

En el mundo occidental y en la época moderna, el naturismo o medicina natural (corriente médica que utiliza estímulos naturales para el tratamiento de las enfermedades, y que procura estudiar preferentemente las causas de los trastornos, más que los síntomas) es la corriente terapéutica que más ha investigado y aplicado esta técnica. Y médicos de diferentes tendencias, como los higienistas, han hecho del ayuno un pilar en sus tratamientos para curar todo tipo de enfermedades con muy buenos resultados.

En las últimas décadas, médicos de todo el mundo, como el Dr. Max Gerson o el Dr. Karmelo Bizkarra, entre otros contemporáneos naturópatas, han encontrado en esta práctica una gran herramienta disponible entre los recursos para estimular la curación del organismo.

¿En qué consiste?

El ayuno consiste en restringir la ingesta de alimentos durante un tiempo determinado. Con ello se da un descanso al sistema digestivo y al organismo. Por otro lado, se activan procesos depurativos y de eliminación de toxinas a la vez que también se activan procesos de regeneración celular y de los tejidos.

La pérdida de peso que comporta el ayuno pierde su eficacia si no se acompaña de medidas dietéticas una vez finalizado. Y en el terreno espiritual, este proceso depurativo se utiliza como interiorización.

Energía y grasas

Durante el ayuno, con motivo de la limitación de entrada de alimentos a la que se somete el cuerpo, se obliga al organismo a extraer la energía para funcionar de las reservas que el cuerpo ha acumulado. La grasa es un tejido adiposo que tiene, entre otras, esta función de reserva energética, pero además crece gracias a su composición bioquímica y estructura molecular. Es un tejido donde se acumulan muchas toxinas y residuos que genera el organismo. En el ayuno, a la hora de utilizar esta grasa como combustible energético, se liberan todas estas toxinas acumuladas y se da la posibilidad de ser eliminadas.

Además, durante el ayuno el organismo ahorra la mayor parte de la energía que normalmente utiliza para digerir y metabolizar los alimentos que se ingieren, y este tiempo y esta energía el organismo los aprovecha para descansar y reparar su estructura. Es como si en un taller de coches, de repente no entrase nada de trabajo, y se aprovechara este tiempo en el que la actividad se detiene para descansar un poco y poner orden en el taller, eliminando y tirando cosas que no se utilizan, reparando piezas que no funcionan del todo bien y hacer un reordenamiento general.

El hígado, los intestinos, los riñones, los pulmones y la piel son los **órganos principales** de eliminación de residuos tóxicos. Con el paso del tiempo, y con los efectos nocivos del entorno (alimentación, contaminación, productos químicos, metales pesados, etc.) estos órganos se van saturando, dejan de ser tan eficientes y el cuerpo comienza a acumular toxinas. Al ser perjudiciales no conviene que estén circulando, por lo que el organismo opta por almacenarlas, depositándolas en tejidos en donde serán menos nocivas que si estuvieran circulando por la sangre, por la linfa o por el líquido intercelular. Así es como vamos acumulando toxinas que resultan muy difíciles de eliminar porque están «almacenadas».

El ayuno a base de Sirope de Savia de palma y arce es una práctica muy eficaz que ayuda a eliminar estas toxinas acumuladas y guardadas que son potencialmente perjudiciales para la salud, ya que a la larga pueden generar enfermedades graves.

¿Qué es el ayuno?

Tradicionalmente se conocía como ayuno el tiempo en el que no se consume ningún alimento, sólo agua. El agua se ingiere para evitar la deshidratación, pero no aporta ningún aporte nutritivo externo. También se asocian al ayuno prácticas como los ayunos con jugos de frutas o con caldo de verduras, tanto en casa como en clínicas especializadas, pero ha sido gracias a la Cura del Sirope de Savia y zumo de limón que podemos disfrutar de todas las ventajas del ayuno, e incluso mantener el trabajo habitual, sin ninguno de sus efectos indeseables, como la fatiga física y mental que suele acompañar a un ayuno sólo a base de agua.

Como afirma el médico naturista alemán Dr. Hellmut Lützner*, todos sabemos instintivamente lo que es el ayuno. «Comer y no comer viene a ser como estar despierto y dormir, como estar en tensión y relajarse, dos polos entre los cuales transcurre la vida humana». Comer durante el día y ayunar por la noche forman parte del ritmo vital humano. Si alguna vez comemos muy tarde por la noche, al día siguiente no tendremos apetito, lo que indica claramente que el organismo necesita completar su ciclo y mantener su propio ritmo natural.

Tanto en inglés («break-fast») o en español («des-ayuno»), el nombre de la primera comida del día expresa con claridad el hecho. Habitualmente

* El Dr. Hellmut Lüntzer, es especialista en medicina interna y fisioterapia. Ha sido director médico de la Kurpark-Klinik de Überlingen (Alemania) y es autor de diversos libros sobre el ayuno de gran éxito.

empleamos un poco más de la mitad del día (12-14 horas) para la acción, el trabajo, para relacionarnos con el mundo exterior. El resto del tiempo lo dedicamos a metabolizar, descansar y dormir.

Ayuno nocturno

Durante la noche se produce un ayuno natural, obtenemos la energía necesaria (calor, autoprotección) de nuestras propias reservas mientras el cuerpo está en silencio, quieto, en un estado reparador.

Al despertar de este leve ayuno solemos tener algo de mal aliento; notamos que la lengua está cubierta de una capa de tonos blancos y nuestra mente anda un poco adormilada; son síntomas claros de que el cuerpo está en estado de desintoxicación. Es lógico deducir que si vamos a interrumpir dicho proceso desintoxicante a base de huevos, embutidos, pastelitos grasientos y una taza de café... seguramente no será la mejor manera de hacerlo. Por el contrario, un poco de yoga o de ejercicio, y un buen zumo de frutas frescas o un vaso con Sirope de Savia y limón recién exprimido, sí que nos prepararán para disfrutar de un saludable desayuno.

Estos breves ayunos nocturnos reducen el proceso de desgaste y nos ayudan para que el organismo haga algunas «reparaciones inmediatas», más urgentes. Pero no son lo suficientemente largos para lograr una verdadera mejoría o curación.

Cómo funciona el ayuno en el organismo: la autolisis

La autolisis es la autodestrucción de una célula enferma. Cada célula en el cuerpo contiene las semillas de su propia destrucción. Cuando es necesario, la célula se descompone para liberar sus propias enzimas y se autodestruye. Durante el ayuno el proceso de autolisis se acelera. El cuerpo descompondrá y quemará primero sustancias no esenciales para energía. Una fuente de material no esencial son los tejidos enfermizos, como los tumores benignos, células cancerosas.

Prolongar el ayuno nocturno. Si queremos entrenar un poco la fuerza de voluntad para ayunar, podemos probar un pequeño truco que siguen algunos artistas y celebridades: una vez a la semana, por ejemplo, los viernes, ayunar desde las 5 o 6 horas de la tarde hasta la mañana siguiente. Es un buen hábito que podemos combinar con un vaso de Sirope de Savia y zumo de limón al despertar... y estas 12-14 horas de descanso permiten que el organismo lleve a cabo algunas tareas de depuración... ¡casi sin darnos cuenta!

Comer menos, vivir más

¿Te has dado cuenta de que a veces te apetece comer menos de lo habitual? Ésta es la manera que el cuerpo tiene de advertirnos que es hora de hacer una pausa con la comida ya que cuando hacemos la digestión gastamos mucha energía, en cambio si dejamos de comer esta energía es utilizada para desintoxicarnos y mejorar nuestra salud.

Longevidad. Hoy se sabe, tras varias décadas de investigación, que la reducción del consumo de calorías prolonga la duración de la vida humana. En otras palabras, el ayuno puede retrasar el envejecimiento.

Eliminar el exceso de peso reduce el riesgo de enfermedades relacionadas con el envejecimiento

Una dieta equilibrada y baja en calorías no sólo reduce el colesterol, la presión arterial, y otros factores de riesgo asociados con la enfermedad cardíaca, sino que actúa como medicina preventiva, protegiéndonos también de diabetes, de trastornos cerebrovasculares, del riesgo de cáncer y de Alzheimer.

Además el ayuno mejora los patrones del sueño, aumenta la concentración durante el día, restablece el equilibrio emocional, y aumenta la producción de hormonas del crecimiento.

Si queremos hacer un ayuno, la forma más práctica y cómoda de hacerlo es a través de la Cura del Sirope de Savia y zumo de limón, un ayuno consolidado desde hace más de treinta y cinco años.

Como recurso para desintoxicarnos

Cada día, el proceso completo de la digestión supone el 30% del total de nuestro gasto energético. Éste es uno de los motivos por los que el ayuno es uno de los mejores recursos que existen para curar y para que el cuerpo se recupere. En caso de trastornos de salud, el enfermo suele pedir silencio, protección y calor; los niños con fiebre no quieren comer, sólo tomar zumos frescos. Igual sucederá con nuestra mascota: el perro enfermo se recoge en su rincón y no comerá nada durante algunos días. Es una intuición que guía a los seres vivos a seguir lo correcto en caso de dificultad para mantener su propia salud.

Durante el ayuno, el organismo aprovecha la energía libre para realizar un trabajo de curación y a la vez de eliminación de residuos. Disponemos de un organismo tan inteligente que cuando quema recursos para obtener energía elige primero los residuos que eliminará por riguroso orden: lo más nocivo es lo que se elimina primero.

Para gente sana y para todos

Existen varios tipos de ayuno, todos interesantes y útiles. Sin embargo, la Cura de Savia y zumo de limón es la mejor forma de ayunar, está al alcance de todos y, de forma sistemática, permite en sólo unos pocos días obtener excelentes resultados, ofreciéndonos vitaminas, minerales y sobre todo glucosa, el combustible imprescindible para el buen funcionamiento del cerebro y los músculos; es por esta valiosa aportación que nuestro organismo no sufre los típicos síntomas del ayuno con agua, como fatiga, decaimiento, cansancio, etc. La mezcla de sirope y limón permite ser absorbida por el flujo sanguíneo sin tener que pasar por los órganos de digestión, permitiendo así un prolongado descanso de éstos.

Según sea el estado del organismo, algunos efectos iniciales de la Cura pueden ser poco agradables, por ejemplo, agujetas, dolor de espalda y en los riñones; es una señal inequívoca de la acción desintoxicante, es decir, de «limpieza» que el propio cuerpo ha iniciado. Al cabo de unos tres días, más o menos, el organismo pone rumbo hacia un estado de equilibrio que será realmente muy agradable y normalmente sin sensación de hambre ni molestias.

Sin embargo, cualquier Cura de Savia y zumo de limón que dure más de diez días conviene que sea seguida por un médico o terapeuta especializado.

Vida interior y optimismo cotidiano. Durante la Cura de Savia pueden darse estados de una gran concentración y lucidez, y sus beneficiosos efectos son una auténtica invitación a la práctica del yoga, la relajación y la meditación. El autoconocimiento y disfrute de las reflexiones que se suelen dar durante un ayuno valen la pena. Después de la Cura, el redescubrimiento posterior de sabores y sensaciones vitales suele ser también algo muy placentero y muy bien valorado.

Células vitales

Una célula *limpia*, con sus necesidades nutricionales cubiertas, es una célula saludable. Para recuperarse de una enfermedad y disfrutar de una salud óptima, los 70 billones de células de nuestro organismo necesitan estar desintoxicadas y rebosantes de nutrientes. El exceso de grasa, las capas de mucosidad en el intestino, los químicos industriales y tóxicos del medio ambiente, el colesterol nocivo o los restos de medicamentos y de comida poco saludable han de eliminarse. De ahí los dolores o agujetas que suelen sentirse los primeros días de ayuno. Es una *crisis depurativa* perfectamente normal y previsible: se suelen sentir irritaciones e incluso podemos observar excrementos con olores más fuertes; son señal de dicho proceso de limpieza.

En las sociedades desarrolladas existe abundante comida alta en calorías, y a menos de que surja una inesperada actividad física agotadora, o que debamos atravesar tiempos de auténtica escasez, la gran mayoría de personas no tiene la oportunidad de quemar el exceso de grasa acumulada alrededor de la cintura. Por eso, durante el ayuno, pasan semanas y semanas antes de que el organismo se despoje de toda su grasa acumulada, células muertas y otros restos (antes de verse forzado a disolver células sanas para utilizar como calorías).

¿Déficit de proteínas?

Sobre la Cura, y el ayuno en general, existe todavía un temor del todo injustificado. Se puede pensar que nuestra fortaleza disminuirá debido al catabolismo de proteínas en las fibras musculares. Sin embargo, la Cura sólo elimina las células muertas o enfermas del músculo. Incluso en curas prolongadas, el número de fibras musculares se mantiene igual. Las células sanas pueden reducirse en tamaño y potencia durante un tiempo breve, pero se mantienen en perfecto estado.

El semiayuno

Este tratamiento de desintoxicación es más suave que el ayuno de la Cura completa, pues permite al organismo ir depurándose un poco más despacio; por lo tanto, para asegurar un buen efecto depurativo debería hacerse durante un período más prolongado, hasta 30 días, y tomando en cuenta que el semiayuno naturalmente no puede conseguir los mismos niveles de desintoxicación profundos de la Cura completa.

Recordemos que cada noche, mientras dormimos, ayunamos. Al no ingerir alimentos, dejamos que el organismo se ocupe de sí mismo, se regenere, purifique y recupere sus energías gastadas... en gran parte con la digestión y asimilación de la comida. Con el desayuno rompemos este proceso de recuperación y autolimpieza del ayuno nocturno.

Los 10 beneficios esenciales del ayuno con el Sirope de Savia y zumo de limón

1. **Desintoxicación celular.** Durante el ayuno el organismo se dedica a expulsar las toxinas acumuladas de las células.
2. **Depuración del aparato digestivo.** Durante los 10 días de la Cura se evacuan aproximadamente 2,5 kg de materia fecal y residuos acumulados (en el intestino, especialmente).
3. **Limpieza de la sangre, los riñones y el hígado.** Son tres órganos que acumulan muchas toxinas a través de las bebidas, comidas y el ambiente que respiramos. La Cura normaliza la presión sanguínea sin necesidad de medicamento alguno.
4. **Renovación de la piel y el cabello.** Al depurarse el organismo, la piel y el cabello crecen con más vitalidad, parecen rejuvenecer –de hecho lo hacen– y desaparecen algunas manchas y arrugas.
5. **Pérdida de peso sin pasar hambre.** Tras los dos o tres primeros días de Cura, el organismo se sitúa en un estado de equilibrio en el que no se suele sentir apetito. Esto se debe a que el estómago deja de producir los jugos gástricos que, entre otros factores, nos producen la sensación de hambre.
6. **Se elimina la retención de líquidos.** La Cura permite limpiar el aparato renal, eliminando los líquidos acumulados también en el abdomen.
7. **Agudez sensorial.** La Cura mejora la visión, el gusto y el olfato.
8. **Equilibrio acidez-alcalinidad.** La Cura ayuda a recuperar el equilibrio entre acidez y alcalinidad en la sangre en un largo y fascinante proceso de «desintoxicación del terreno» del cuerpo.
9. **Mayor lucidez.** Ayuda a mejorar la memoria, la atención y la capacidad de concentración.
10. **Aumento de la vitalidad.** Durante y, sobre todo, después de la Cura suele darse un mayor incremento del vigor y la energía corporal.

El propósito del semiayuno es prolongar este período de ayuno nocturno, sustituyendo el desayuno y/o la cena por dos o tres vasos de Sirope de Savia, limón y agua y así ofrecer al organismo mayor tiempo para su regeneración.

Un recurso práctico

El semiayuno se recomienda también como preparación para personas cuyo organismo esté muy intoxicado y quieran llevar a cabo la Cura completa, o bien para quienes no se sientan dispuestos o preparados para hacer la Cura, pero tienen necesidad de depurar su cuerpo.

Muchas personas continúan una o más semanas con el semiayuno después de los siete o diez días de la Cura completa, porque todavía no se ha acabado del todo el proceso de desintoxicación, porque necesitan adelgazar más o simplemente porque quieren contrarrestar una posible ansiedad de comer demasiado después de la Cura de Savia y zumo de limón.

Durante la Cura el estómago ha reducido su tamaño y necesita y pide poca comida; no es el hambre después de la Cura el que nos hace comer más de lo necesario, sino en muchos casos las ganas de golosinas, de celebrar el éxito de la Cura y la pérdida de peso comiendo otra vez mal y demasiado. Podemos imaginarnos las consecuencias...

Escuchar la voz del propio cuerpo

El semiayuno durante una o más semanas nos ofrece un método óptimo para evitar estos efectos: ir introduciendo suavemente métodos de una alimentación más sana y equilibrada y en muchos casos para volver a aprender a escuchar la sabiduría innata de nuestro cuerpo –comer cuando él nos lo pide, dejar de comer cuando se siente saciado, no cuando esté «lleno», y sobre todo comer lo que nos hace sentir bien. Un propósito, tanto de la Cura completa como del semiayuno, es que las personas tomen conciencia de la importancia de una alimentación más sana, de cuáles son sus verdaderas necesidades, o de los múltiples errores nutricionales cometidos en el pasado.

Capítulo 4

El Sirope de Savia de palma y arce y el limón: los ingredientes de la Cura

La Cura de Savia y zumo de limón solía hacerse originalmente sólo con sirope de arce. Sin embargo, para asegurar un mayor éxito de la Cura se desarrolló una fórmula que garantizara un nivel superior y más equilibrado de minerales, oligoelementos y demás nutrientes: la combinación de los siropes de palma y arce, cubriendo así posibles carencias que se podían ocasionar llevando a cabo un ayuno con sólo sirope de arce.

Los siropes de savia naturales

El Sirope de Savia de palma y arce, o sirope Neera® es una mezcla de siropes de diferentes especies de palmeras del sur de Asia y el sirope de arce de Norteamérica. Esta combinación coincide con los principios del Ayurveda.*

El Sirope de Savia aporta glucógeno a los músculos, cerebro y sistema nervioso, con ello se evitan en gran medida los incómodos síntomas del ayuno, como la fatiga o cierto decaimiento.

* Ayurveda es un antiguo sistema de medicina tradicional, originario de la India. En sanscrito: āyuh, 'duración de la vida' y veda, «verdad, conocimiento».

Micronutrientes en abundancia y bajo índice glucémico

El Sirope de Savia de palma y arce se caracteriza por una amplia gama de micronutrientes, incluyendo aminoácidos, vitaminas del tipo B, y una cantidad equilibrada de oligoelementos, especialmente hierro, zinc y manganeso, así como potasio, sodio, calcio y magnesio. Posee un bajo índice glucémico (IG 35), que asegura niveles de azúcar estables en sangre durante el ayuno.

Gracias al sirope de palma esta mezcla es más rica en minerales y sustancias vitales que las que contiene el sirope de arce por sí solo. Además, es menos dulce y tiene un aroma intenso que recuerda ligeramente al caramelo, melaza o malta y armoniza perfectamente con el limón fresco. Por la equilibrada composición entre los siropes se refuerzan los procesos depurativos y celulares que nos proporcionan un nivel elevado de bienestar y energía en estos días de desintoxicación.

El Sirope de Savia de palma y arce mejora nuestro estado físico y emocional, reduciendo los típicos antojos que se producen durante el ayuno. Proporciona unas 80 kcal por 2 cucharadas, es decir por cada vaso del preparado (aprox. 250 ml).

Los diabéticos tipo 2 deben consultar a su médico para su utilización.

Un edulcorante excelente

El Sirope de Savia de palma y arce no sólo es ideal para esta cura, sino que se presta también como un exquisito edulcorante en la cocina para todas las personas conscientes de una alimentación sana, para los niños y los amantes del dulce. Es especialmente sabroso con frutas, crepes, flanes y bebidas, dándoles un matiz al mismo tiempo tropical y refrescante (*véase* «Recetas con el Sirope de Savia», pág. 116).

Las savias de arce y de palma están en el reducido grupo de edulcorantes cien por cien naturales y no refinados, ya que sus árboles crecen sin fertilizantes u otros métodos artificiales de cultivo. Son los únicos árboles en el mundo que permiten la cosecha de su preciosa savia sin que esta operación los perjudique.

Dulzor natural. El Sirope de Savia no contiene ningún azúcar artificial. La presencia de glucosa proviene en un 100 % de la propia savia, conteniendo además los oligoelementos naturales que se precisan para la asimilación orgánica.

El Sirope de Savia de palma y arce es uno de los más sabrosos productos alimenticios que nos ofrece la madre tierra. Se compone únicamente de las savias concentradas en los árboles de arce y palmera tal como existen en la naturaleza.

Algunas reflexiones sobre el azúcar blanco

El azúcar blanco, refinado e industrializado, carece casi completamente de vitaminas y minerales. En cambio el cuerpo necesita sustancias como el calcio, vitaminas del grupo B y proteínas para metabolizarlo.

Debido a esto, se recomienda que el azúcar refinado sea sustituido por edulcorantes naturales, como por ejemplo el Sirope de Savia; éstos no «roban» del cuerpo las sustancias básicas, sino que le proporcionan minerales, vitaminas y enzimas.

Un exceso de alimentos refinados y artificiales podría ser fácilmente evitado con una dieta más consciente y saludable. El azúcar blanco perjudica los dientes, intestinos y huesos.

El sirope de arce

En los inmensos bosques de América del Norte y Canadá donde se cosecha el sirope de arce, los indios ya lo conocían mucho antes de la llegada de los colonizadores; sabían del arte de la recolección de la savia del arce, cómo elaborarlo y cómo conservarlo. Este sirope de arce, también llamado «jugo vital» es rico en carbohidratos y sustancias vitales.

Para los indios no fue sólo un alimento importante, sino también un tónico energizante. Si estaban enfermos, solían tomar principalmente extractos de plantas y agua mezclada con sirope de arce para reforzar los poderes curativos de las plantas y potenciar la autocuración del cuerpo.

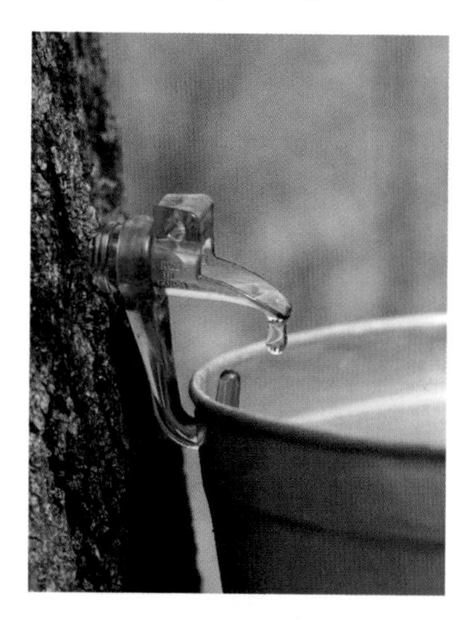

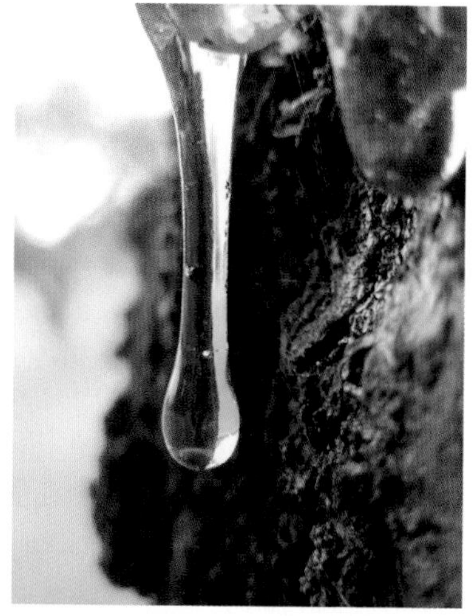

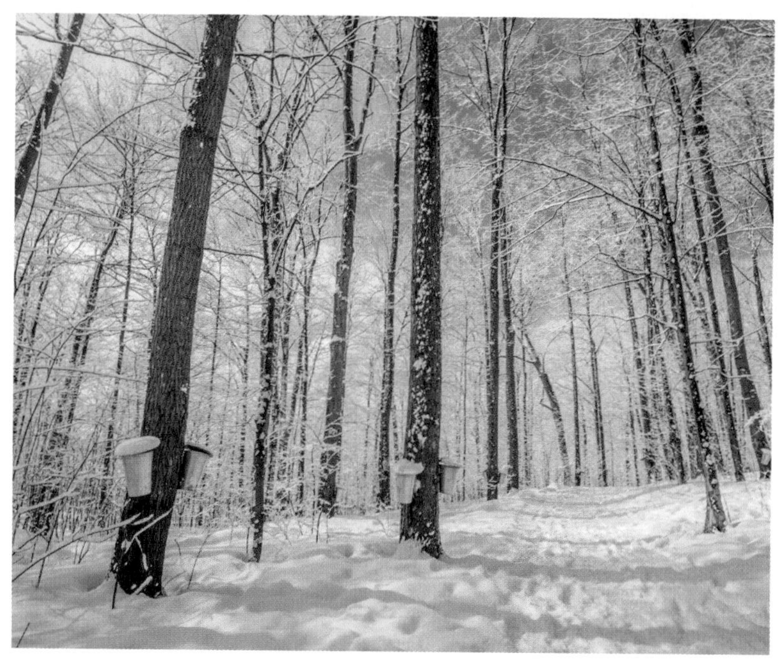

La recolección de la savia de arce se lleva a cabo sólo durante un período de 4-6 semanas en marzo y abril, cuando las temperaturas se vuelven algo más cálidas, pero las noches son todavía frías, momento en el que el agua y los nutrientes del suelo empiezan a ascender al árbol. En ese momento, el suelo del bosque por lo general todavía está cubierto de nieve.

La recolección de la savia de arce representa un arduo trabajo y tiene un alto coste. Además, debido al cambio climático, ya desde hace algunos años, en las zonas de recolección del sur los períodos de cosecha se acortan.

Un arce debe tener al menos 30-40 años de edad, con un diámetro mínimo de 30 cm antes de que se pueda recolectar su savia sin que sufra daños.

Dependiendo del tamaño del árbol se perforan hasta un máximo de tres pequeños orificios en el tronco equipados con grifos de los cuales se recoge la savia en cubos o se bombea a través de un sistema de tuberías kilométricas hasta llegar a un tanque. Después de la cosecha los orificios se cicatrizan por sí mismos rápidamente.

Al año siguiente, las incisiones se efectúan en otro emplazamiento del árbol para mantener los árboles sanos. Los bosques de arce crecidos de forma natural no son fertilizados ni se utiliza ningún producto químico, pero se les hace un mantenimiento y a veces se les provee de cal, ya que los arces son muy sensibles al ácido.

La savia del arce, clara y casi sin sabor que consiste en 97 % de agua, se concentra cuidadosamente a través del sistema de ósmosis inversa, reduciendo 1/3 de su contenido de agua. El resto de agua se elimina en un evaporador hasta llegar a la consistencia deseada.

Para producir 1 litro de sirope hay que cosechar 40 litros de savia de arce. El Sirope contiene 66 % de carbohidratos (sacarosa, fructosa y glucosa) aparte de aminoácidos, minerales, oligoelementos y vitaminas.

Un árbol adulto produce sólo unos 4 litros de sirope de arce al año. Por ello el auténtico sirope de arce es un bien preciado.

El sirope de palma

Las palmeras están entre los árboles más antiguos del mundo y son un eficiente convertidor de la energía solar en biomasa. De los cientos de especies que existen en el mundo hay muy pocas que sean particularmente importantes para los seres humanos, entre ellas las llamadas palmeras de azúcar (que no deben confundirse con las palmeras de aceite de palma, con cuyo cultivo muchos lugares de la selva se ven amenazados en convertirse en grandes monocultivos).

Palmeras de azúcar. La palmera de coco (*Cocos nucifera*), la palmera de Arenga (*Arenga saccharifera*) y la palmera de Palmyra (*Borassus flabellifer*) provienen de las regiones costeras y los bosques tropicales de la India y Indonesia, así como la palmera de Kitul (*Caryota urens*) del norte de Sri Lanka. De todas ellas se extrae la dulce savia para el sirope de palma.

La palmera Palmyra llamada 'Árbol sagrado', es el símbolo de Camboya y el árbol oficial de Tamil Nadu. Todas las partes de este árbol son utilizables en más de 800 formas diferentes. El sirope de Palmyra es en realidad una de las pocas fuentes vegetales de Vitamina B12.

En la India se hace referencia específica a la palmera cocotera como 'kalpa vriksha' («el árbol que da al hombre todo lo que necesita para vivir»), ya que ¡ofrece mucho más que sólo cocos!

La savia de la palma. En algunos países tropicales, la savia o azúcar de palma se denomina 'Neera'. *Neera* es una palabra del sánscrito que significa «néctar generador de vida» o «esencia de vida». Desde hace milenios, el azúcar de palma es popular en los países asiáticos, en los que es conocido como una delicia saludable y vigorizante. En la medicina ayurvédica y otros sistemas naturistas orientales el sirope de palma Neera se utiliza como tónico desde hace mucho tiempo y ha sido muy apreciado para diversas aplicaciones terapéuticas.

Neera® es también el nombre comercial por el que se conoce en muchos países el Sirope de Savia de Madal Bal, empresa suiza que utiliza exclusivamente el néctar de las palmeras seleccionadas que no provengan de grandes plantaciones.

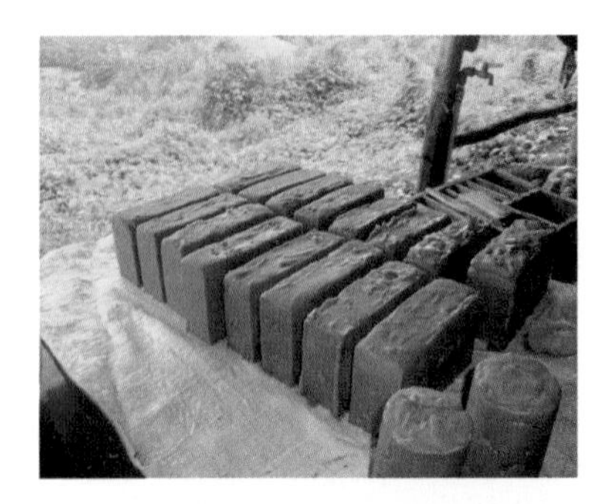

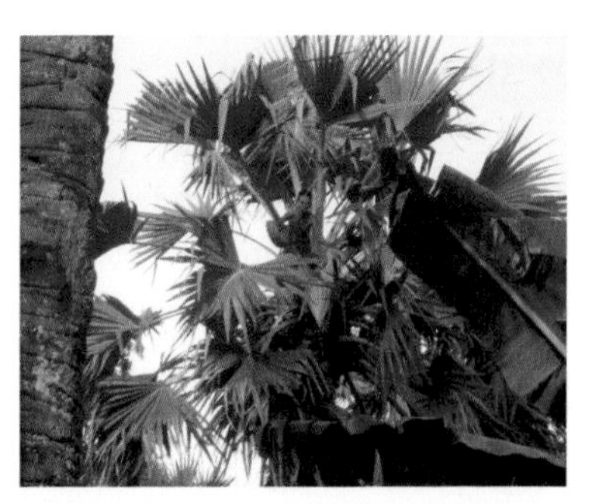

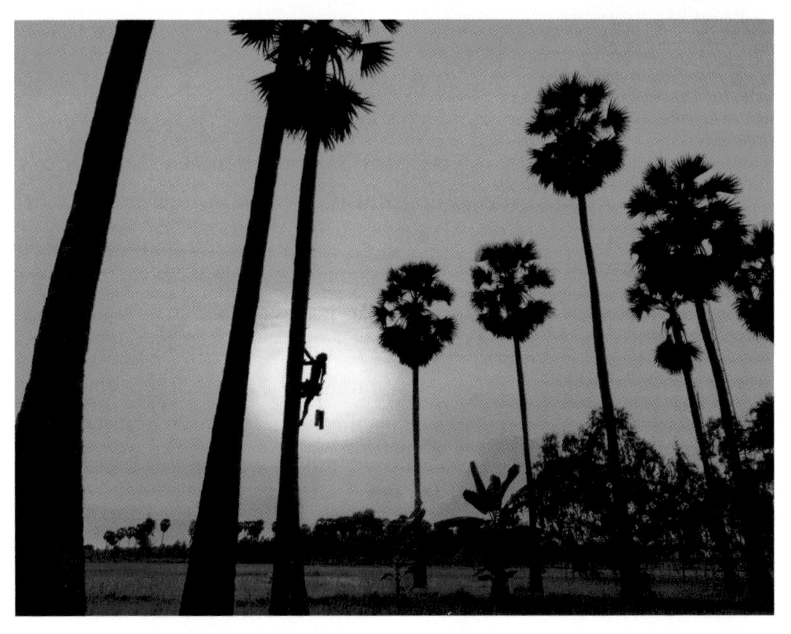

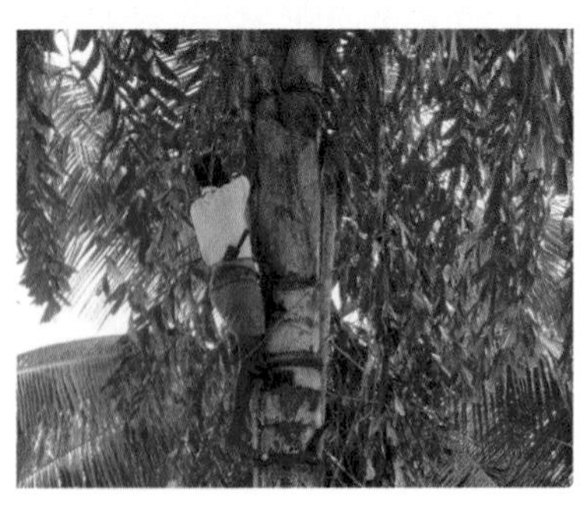

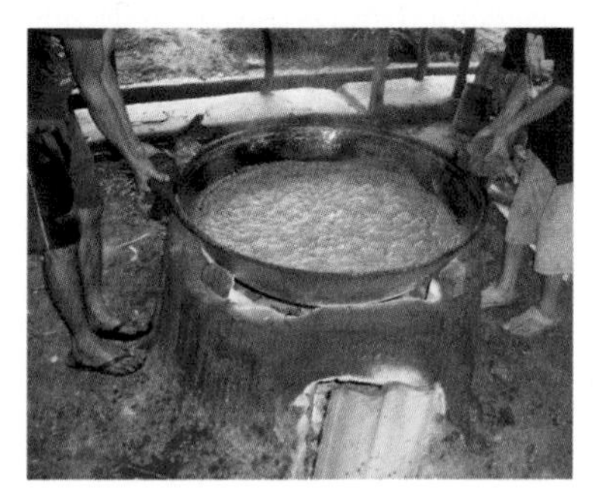

La recolección de la savia de palma. El sirope de palma se cosecha hasta el día de hoy de una manera muy laboriosa. Esta savia se obtiene cortando el tallo cuando empieza a brotar. Del tallo cortado la savia cae gota a gota a un recipiente de bambú. El «corte» se recubre entonces con una pasta tradicional a base de hierbas que acelera el flujo de la savia.

Dos días después empieza la cosecha de esta dulce savia. Dos o tres veces al día los recolectores de savia, provistos de mascarillas, suben con cuchillos y recipiente colector para vaciar la savia de los contenedores hechos de bambú o arcilla allí instalados. Al mismo tiempo se va cortando el tallo, un trocito cada día. Esto hace que la vitalidad de la planta se concentre en la savia, de la que al crecer saldría el fruto del árbol, por ejemplo, un coco.

A partir de la semana siete la savia se agota gradualmente. Después de la cosecha, la savia fresca de palma se filtra y se concentra por evaporación rápida y suave para evitar su fermentación. Por último, se envasa herméticamente sin ningún tipo de aditivos artificiales o químicos. Así permanece completamente pura, al igual que la savia de arce.

Dependiendo de la clase de palmera, ubicación, temporada, clima y otros factores, los ingredientes están sujetos a fluctuaciones y variaciones naturales. Para terminar el proceso se analiza la composición del sirope en laboratorio y con ello se asegura que esté libre de cualquier tipo de residuos.

La sostenibilidad y la responsabilidad social

Para la elaboración del sirope de palma solamente se utiliza el néctar de las palmeras silvestres o de plantaciones de pequeñas aldeas y cooperativas locales. Estas cooperativas se rigen por los estándares sostenibles y ecológicos, es decir, no se usan fertilizantes, pesticidas u otros productos químicos. Su forma de trabajo intensivo de recolección de la savia es un poco más cara, pero con ella se aseguran los principios ecológicos que repercuten en la calidad del sirope y ayudan a preservar la diversidad biológica a nivel local y también se refuerza el desarrollo de las comunidades locales mediante el apoyo a las pequeñas granjas familiares. Así, con los ingresos procedentes de la cosecha del sirope de palma, por ejemplo, en un pueblo de Indonesia, todos los niños pueden ser escolarizados –cosa que allí no suele ser común.

Gandhi ya vio en la explotación local de palmeras una manera de salir de la pobreza para la población autóctona: «Los doctores me han aconsejado comer 'jaggery' (azúcar de palma), y yo siempre lo tomo. La naturaleza ha dispuesto que así sea, que el sirope de palma no se produzca en las fábricas, sino en los propios poblados. Es una manera de combatir la pobreza».

Sodio-potasio, perfecto equilibrio

El sirope de palma se distingue por su elevado nivel de potasio, que además se encuentra en perfecto equilibrio con su contrapartida, el sodio (10:1).

El mantenimiento de estas proporciones es de vital importancia, ya que el potasio interviene en multitud de procesos celulares que serían inhibidos por altas concentraciones de sodio.

Por otro lado, una falta total de sodio deshidrataría el organismo, lo cual hay que tener en cuenta durante la Cura, ya que no se toma ningún otro alimento.

Debido a las necesidades de las células debería haber alrededor de diez veces más de potasio que sodio, lo cual es exactamente la proporción conseguida con la mezcla de los siropes de palma y arce.

Sirope de Savia de palma y arce, una combinación ideal

Comparado con el sirope de palma, el sirope de arce procedente del frío hemisferio norte, tiene un contenido muy superior en calcio, zinc y manganeso, muy importantes para el metabolismo, la desintoxicación y el sistema inmunológico. El sirope de palma procedente de los climas soleados del trópico proporciona valiosos minerales, como el potasio y el sodio, que son de gran importancia para el equilibrio ácido-base en el organismo y para la función de las células nerviosas y musculares durante la Cura, además de contener trazas de hierro, cobre, cromo, boro, fósforo, azufre, vitaminas del grupo B y aminoácidos.

Minerales y oligoelementos en los siropes de palma y arce

Ambos siropes son ricos en minerales y se complementan entre sí. Con esta especial combinación se produce un sirope de alta calidad que proporciona al organismo humano una relación ideal del potasio con el sodio y del calcio con el magnesio. Esta combinación es muy importante, sobre todo durante el ayuno, para la correcta eliminación de toxinas y residuos ácidos producidos por el mismo metabolismo.

Un déficit de potasio y magnesio pueden producir falta de concentración, espasmos musculares y trastornos del ritmo cardíaco. Las personas que practican el ayuno, los naturópatas y los médicos naturistas confirman que esta mezcla de siropes de palma y arce es efectivamente el factor decisivo para la eficacia y el alto nivel de bienestar durante la Cura.

Además de su elevada aportación de enzimas, vitaminas, minerales y oligoelementos, el Sirope de Savia suministra al organismo un alto grado de carbohidratos de absorción lenta.

Calcio. El calcio es esencial para el crecimiento normal de los huesos y los dientes, ayuda en el buen funcionamiento de los músculos y los nervios, así como en la circulación de la sangre. Ayuda en las contracciones musculares, la coagulación de la sangre y permeabilidad de la membrana. Clínicamente, se puede utilizar para prevenir o tratar osteoporosis en las mujeres posmenopáusicas, reduce la presión arterial en pacientes hipertensos.

La asociación de ácido cítrico y calcio es muy positiva.

Contenido en minerales y oligoelementos

Hierro (Fe)	mg/kg	12,1
Manganeso (Mn)	dmg/kg	18,9
Zinc (Zn)	mg/kg	49,5
Calcio (Ca)	mg/kg	358
Magnesio (Mg)	mg/kg	144
Potasio (K)	mg/kg	3963
Sodio (Na)	mg/kg	457

Hierro. El hierro es indispensable para todos los seres vivos. Es un mineral esencial necesario para muchas funciones metabólicas importantes en el cuerpo. Es parte de la hemoglobina, el componente de transporte de oxígeno de la sangre. La razón más importante de tomar un suplemento de hierro es aliviar la anemia causada por la escasez de hierro en el cuerpo. Las personas que tienen deficiencia de hierro están por lo general pálidas, tienen mala circulación, sufren vértigo, melancolía y tienen dificultad de concentración.

Manganeso. El manganeso es un elemento indispensable ya que es un regenerador de hidratos de carbono, colesterol, hierro y cobre. Desempeña un papel importante en el desarrollo del esqueleto, las glándulas genitales y la musculatura. Se utiliza en la prevención o tratamiento de muchos tipos de enfermedades del corazón, mejora la formación de hueso en los pacientes de osteoporosis y la función pulmonar en los asmáticos.

Zinc. El zinc favorece el crecimiento del cuerpo, la regeneración de la piel, las células capilares y la cicatrización. También juega un papel importante en el metabolismo de la albúmina y asegura la secreción normal de insulina. Si la cantidad de zinc presente en el cuerpo es baja se puede equilibrar con Sirope de Savia de alta calidad.

Potasio. Las funciones más importantes de potasio son la transmisión de los impulsos nerviosos, el control de los músculos esqueléticos y el mantenimiento de la presión arterial. Es esencial para la síntesis de proteínas y el almacenamiento de glucógeno. Se utiliza para la prevención y tratamiento de la hipertensión arterial, enfermedades asociadas con la malnutrición, trastornos gastrointestinales y alcalosis.

Carbohidratos en los siropes de palma y arce

De los tres elementos principales en los alimentos que el cuerpo puede aprovechar (grasas, proteínas y carbohidratos), las grasas y las proteínas son, como se sabe, los materiales de construcción del cuerpo, y los carbohidratos los que aportan la energía.

El cuerpo sólo puede almacenar grasas, aunque tiene capacidad para transformar en grasa tanto los carbohidratos como las proteínas.

La fructosa y la glucosa son carbohidratos, una fuente de energía inmediata para el cuerpo. El contenido de fructosa y glucosa en el Sirope de Savia asegura el aporte energético apropiado durante la Cura, en particular al sistema nervioso y a las células cerebrales, que dependen esencialmente de la glucosa como fuente de energía.

La Cura de Savia y limón no produce efectos negativos, como por ejemplo fatiga, nerviosismo, o falta de energía, como ocurre a menudo en otros tipos de dietas de pérdida del peso que son bajas en carbohidratos y oligoelementos. Las personas sanas no notan fatiga ni nerviosismo durante la Cura, manteniendo una buena capacidad física y sensación de bienestar.

La reducción de los depósitos grasos en el cuerpo es un efecto secundario deseado para la mayoría de personas. El contenido de glucosa del Sirope de Savia y la vitamina C del limón protegen el hígado donde se llevan a cabo numerosas reacciones metabólicas vitales. Y la desintoxicación del hígado se acelera a través de la Cura. La relación entre los intestinos y el hígado desempeña un papel importante, por lo que la limpieza diaria de los intestinos es absolutamente necesaria durante los 10 días de la Cura.

Glucosa y glucógeno. En la digestión, los carbohidratos se van dividiendo hasta que se transforman en glucosa, que es el compuesto más sencillo y el que las células del cuerpo pueden aprovechar.

En cuanto se llega a la concentración suficiente de carbohidratos que el cuerpo admite, el páncreas comienza a producir insulina.

La insulina hace que la glucosa pueda ser aprovechada por las células del cuerpo, y también transforma la glucosa en glucógeno, compuesto un poco más complejo y que queda almacenado en el hígado y en los músculos como reserva de energía a corto plazo.

La cantidad de glucógeno que puede almacenar el cuerpo no es muy grande. La insulina también hace que el excedente de glucógeno se convierta en grasa.

Los carbohidratos y el índice glucémico (IG)

El Sirope de Savia de arce y palma se compone de alrededor del 73 % de azúcar doble (disacáridos),* el resto son azúcares simples (monosacáridos), aproximadamente la mitad de fructosa y glucosa.

El índice glucémico (IG) y la carga glucémica del Sirope de Savia son bajos, lo cual es muy favorable para tener los niveles de azúcar en la sangre equilibrados. Al tener el sirope de palma un índice glucémico de 26, muy inferior al de arce con 54, hace que la mezcla de las dos savias tenga un IG de 35 (por debajo de 55 el IG se considera bajo).

Los carbohidratos beneficiosos del sirope de lenta absorción refuerzan las células del cerebro y los músculos durante el ayuno. Debido a ello no suelen producirse efectos secundarios tales como fatiga, irritabilidad, nerviosismo, falta de concentración y rendimiento, si se lleva a cabo la Cura correctamente.

La combinación del Sirope de Savia junto con el limón favorece la combustión de grasa, mientras que la proteína muscular se ve protegida (en caso de querer perder más peso, también se puede utilizar menos sirope).

Fructosa (azúcar de la fruta)

El contenido de fructosa en el Sirope de Savia es muy bajo comparado con otros edulcorantes. La fructosa suele recomendarse desde hace mucho tiempo para diabéticos insulino-dependientes, ya que no estimula la producción de insulina, al contrario que la glucosa. Es decir, que no causa la secreción de insulina, sino que se transporta directamente al hígado, donde se convierte en grasa si no se quema inmediatamente. Dado que la insulina está relacionada indirectamente con el desarrollo de la saciedad, la fructosa sacia

* Un disacárido, o un azúcar doble, está formado por dos monosacáridos o azúcares simples que no pueden dividirse aún más –y estos carbohidratos se encuentran en la categoría de «carbohidratos simples». El cuerpo puede convertir rápidamente en energía los carbohidratos simples que generalmente se encuentran entre los alimentos como las frutas y los productos lácteos.

El IG (índice glucémico)

Este Índice sirve para medir la velocidad con la que los carbohidratos de los alimentos que comemos afectan el nivel de glucosa en sangre. Cuanto mayor sea este índice para un alimento, más deprisa se transformará en glucosa. Este incremento brusco de glucosa pone al cuerpo en alerta y dispara la producción de insulina. La base de este índice la constituye la glucosa, a la que se ha dado el valor 100 (*véase* tabla IG de la página siguiente). A partir de esa base se compara el de otros alimentos. Cuanto menor sea el índice glucémico de un alimento, más lento será el aumento del nivel de glucosa que provoque. Esta lentitud es muy beneficiosa, por ejemplo, en el caso de las personas con diabetes, que han de evitar estas subidas bruscas de glucosa.

Cuando comemos algún alimento con un índice glucémico alto, a no ser que las reservas de glucógeno sean bajas en ese momento, muy probablemente se convertirán en grasas por completo, así como la mayoría de los alimentos que se coman al mismo tiempo, o se hayan comido algunas horas antes.

Ésta es la causa de que engorden tanto los alimentos con un alto contenido de grasa cuando se combinan con alimentos con un índice glucémico alto.

Dos ejemplos. Entre las combinaciones pésimas, a efectos de engordar, encontraremos las hamburguesas y las pizzas. En las hamburguesas (sobre todo si se comen acompañadas del típico refresco de cola), se está combinando la grasa y las proteínas de la carne con el pan (que, por ser –normalmente– muy refinado, posee un IG mayor aún que el pan normal) y, además, con el azúcar del refresco.

Y en las pizzas se combina la grasa y las proteínas de los ingredientes con los carbohidratos de absorción rápida de la base. Por eso las personas que se alimentan a menudo con pizzas y hamburguesas son las que llegarán a unos niveles de obesidad que eran desconocidos hasta que productos de este tipo se popularizaran de forma generalizada.

Índice glucémico de algunos alimentos

Glucosa	100	Maíz dulce	55
Dátiles	99	Plátano	54
Pan de baguette	95	Sirope de arce	54
Zanahorias cocidas	85	Zumo de naranja	52
Miel	87	Zanahorias crudas	49
Patatas cocidas	85	Guisantes	48
Copos de trigo	82	Judías cocidas	48
Pan blanco	78	Garbanzos	45
Galletas	77	Naranjas	44
Pastel de arroz	77	Manzanas	38
Patatas chips	75	Peras	37
Trigo inflado	74	Sirope de Savia	
Puré de patata	70	de palma y arce	35
Piña	66	Leche desnatada	32
Pasas	64	Judías blancas	31
Remolacha	64	Lentejas	29
Muesli	56	Leche entera	27
Espagueti	55	Yogur desnatado	14

Deberíamos evitar los alimentos con un índice superior a 60 o, al menos, no comerlos combinados con alimentos grasos.

El Índice Glucémico del Sirope de Savia de palma y arce es bajo y nos permite utilizarlo durante la Cura sin preocupaciones.

significativamente menos que la glucosa y podría bajo ciertas circunstancias incluso estimular el apetito.

En los EE. UU. el sirope de maíz, que es de alto contenido en fructosa, se puede encontrar no sólo en refrescos, sino en la mayoría de los alimentos procesados. Es un factor importante del alarmante sobrepeso de una parte creciente de la población.

El limón en la Cura del Sirope de Savia

Además del Sirope de Savia, el otro ingrediente principal de la Cura son los limones frescos. Su benéfico efecto era ya conocido por los médicos árabes, griegos y romanos como remedio eficaz y preventivo contra muchas enfermedades. También en nuestros días ocupan un lugar muy importante en los tratamientos naturales y como antibiótico natural. Entre los elementos con una particular relevancia en el zumo de limón, encontramos:

Ácido cítrico. El ácido cítrico básico (ácido oxidante carbónico tribásico), de sabor agradable, ejerce importantes funciones en el organismo como la fijación del calcio. El ciclo del ácido cítrico es una cadena de reacciones bioquímicas muy importante para el organismo y facilita, con el metabolismo de las proteínas, de los lípidos y de los carbohidratos, la eliminación de los depósitos de grasa de los tejidos, de lo que se deriva una disminución del peso.

Vitamina C. La vitamina C es indispensable para la buena salud de los huesos, de la dentadura y de los vasos sanguíneos. Es la vitamina antioxidante por excelencia, ideal para combatir los radicales libres que nos hacen envejecer y enfermar. Mejora la resistencia del cuerpo y resulta muy importante para mantener el metabolismo sano. Los limones no sólo tienen mucha vitamina C, sino que además contienen otros antioxidantes, como los flavonoides, que facilitan su absorción.

Los flavonoides en el limón

El limón es muy rico en hesperidina, un flavonoide (pigmento vegetal antioxidante) que ayuda al organismo para que pueda asimilar mejor los alimentos. También contiene rutina, otro flavonoide que ayuda a combatir las alergias, infecciones bacterianas y herpes.

Los antioxidantes ayudan a combatir los radicales libres, que son uno de los mayores factores de envejecimiento y un problema para la salud.

Los flavonoides son un glucósido, es decir, un conjunto de moléculas con un importante papel para la vida. Por ejemplo, muchas plantas almacenan importantes sustancias químicas en forma de glucósidos que mantienen inactivas hasta que las necesiten. Entonces se hidrolizan en agua y una enzima, generando azúcares importantes para el metabolismo de la planta. Muchos glucósidos de origen vegetal se utilizan como medicamentos.

Virtudes y excelencias tradicionales del limón

El limón se usa terapéuticamente desde hace casi 4000 años –hoy en día se emplea incluso en la industria farmacéutica para elaborar infinidad de medicamentos–, y ayuda a depurar el cuerpo en general, pero sus usos y efectos terapéuticos son realmente asombrosos, como nos recuerdan algunos de estos consejos de la medicina naturista clásica:

1. Desinfecta y evita la sequedad de la **garganta**. El limón combate la sed, así como la falta de secreción de jugos en las glándulas de la boca y del estómago.

2. Es un increíble antiséptico y un excelente **expectorante** que se puede emplear en forma de gárgaras para aliviar la faringitis, al mismo tiempo que alivia la tos.

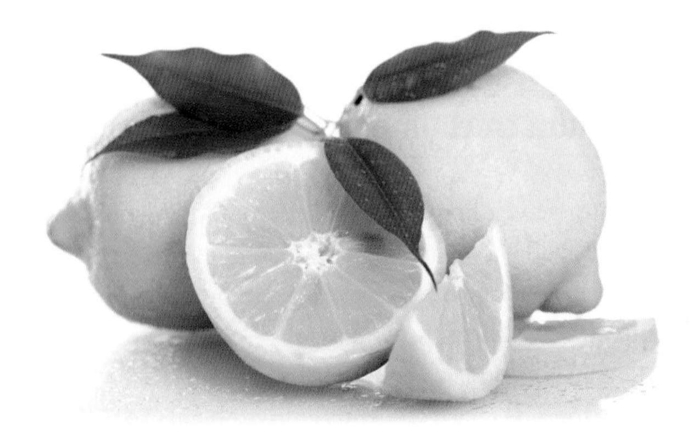

3. Ayuda a prevenir la **gripe** y el **resfriado** de nariz, de cabeza, de garganta y de cuello.

4. El jugo de limón reduce la **inflamación** gracias a su poder alcalinizante.

5. Además de ser un gran **depurativo** y **desinflamante**, el limón es uno de los mejores alimentos para combatir las **diarreas**.

6. Es un agente **antienvejecimiento**; evita y combate la vejez prematura y rejuvenece las células de la sangre y de los tejidos debido a su poder antioxidante.

7. Es el agente más poderoso para eliminar la fermentación microbiana de la **boca** y las **encías**. El limón corta la **acidez** en el estómago o en la boca. Hay que tener la precaución que el limón no dañe el esmalte dental, porque también cura las llagas de la garganta y de la boca.

8. Es el **cicatrizante** por excelencia; por ejemplo, para corregir las grietas de los labios o de los pechos.

9. Combate los **granitos de la cara**. Además, si se emulsiona con un poco de aceite de almendras, es la mejor pomada para aplicarse en la cara y el cuello. También es un gran destructor de las **erupciones de la piel**. Ayuda a disminuir las **manchas de la cara**.

10. ¿Y en caso de acidez? El limón es ácido, pero produce en el organismo **efectos alcalinos**: evita la acidez del estómago, neutraliza la bilis y corrige su exceso.

11. Es un gran **aperitivo**, y el mejor tónico.

12. Puede ayudar en caso de **sabañones**.

13. Se emplea con éxito contra la **caspa**, en fuertes fricciones cada día en unión con el jugo de cebolla.

14. Es efectivo contra el **mal aliento**.

Favorece también la absorción de hierro y ayuda a transformar el colesterol en sales biliares, a sintetizar la carnitina, a regular las funciones medulares de los huesos y a la vitalidad del tejido conjuntivo. Los lectores se preguntarán cómo es posible que un producto ácido como el limón pueda ayudar a la fijación de calcio en los huesos. Los expertos responden que el carbonato potásico que contiene permite neutralizar el exceso de acidez en la sangre y en el organismo en general. Y es el ácido cítrico del limón el agente que activa la fijación del calcio.

Elegir buenos limones

Para elegir bien, el limón debe pesar y ser firme. Su corteza debe ser bien amarilla y más bien lustrosa, pero sin tratamientos con ceras.

Lo ideal sería que todos los limones fueran de la agricultura ecológica.

Según el lugar y el momento de la recolección, el zumo de limón puede tener entre 20 y 70 mg de vitamina C por 100 g, lo que significa que un limón o el zumo de un limón corresponde a 1/3 de nuestras necesidades diarias en vitamina C.

Los deportistas saben bien que el limón con un poco de endulzante de calidad es un valioso reconstituyente que aporta energía.

Otros usos del limón: en el hogar

Como curiosidad recordemos que el limón se utiliza mucho también en artículos de limpieza, entre otras razones porque el ácido cítrico disuelve las grasas. En la actualidad, muchos productos comerciales destinados a este sector emplean el limón como señal de eficacia y existe una gran demanda industrial de limoneno, uno de sus ingredientes, por su capacidad como disolvente biodegradable.

Las peladuras del limón desecado envueltas en un poco de gasa son eficaces contra las polillas.

En la cocina

La corteza del limón aparece en numerosos platos de repostería, a los que les da ese especial sabor cítrico, amargo y un puntito dulce, tan lleno de personalidad.

Como se sabe, con los limones se preparan zumos, refrescos, helados y es un notabilísimo ingrediente culinario.

Conviene beber el zumo de limón con una pajita, pues el ácido cítrico que contiene ataca el esmalte de los dientes.

En la cosmética

Es una fruta rica en sales minerales: potasio, calcio (y ayuda a retenerlo, gracias a su naturaleza ácida), fósforo, magnesio, hierro y diversos oligoelementos como el sílice, fósforo, manganeso y cobre.

El limón es el gran antioxidante por excelencia con un alto valor astringente, suavizante y relajante. Se le encuentran cada vez más aplicaciones de tipo cosmético junto a las ya conocidas virtudes para la piel y el cabello.

Es un antiseborreico (contra la caspa); y si añadimos una cucharada de zumo de limón al champú habitual conseguiremos eliminar el exceso de grasa del cuero cabelludo.

En aromaterapia

El limón se usa en aromaterapia porque además de mejorar la salud en general sus aceites esenciales ayudan bastante a aliviar los síntomas del estrés.

En estos casos debe usarse con moderación, porque es muy concentrado: para obtener un sólo kilo de aceite esencial de limón se necesitan entre 150 y 200 kg de fruta.

El aceite esencial de limón mejorar el estado anímico. También actúa como un gran refrescante, antiséptico y purificador general.

Linus Pauling

En el siglo XVII las condiciones purificantes del limón ya hacían furor, y en la primera mitad del siglo XX era uno de los grandes aliados de los naturistas, tendencia que ha durado hasta nuestros días, en los que se están confirmando científicamente tales virtudes, que por cierto ya habían logrado un mayor reconocimiento a finales del siglo pasado, cuando Linus Pauling fue galardonado con el premio Nobel al describir el gran poder de los cítricos para desinfectar la piel y destruir las bacterias nocivas para la salud.

El zumo de limón en la Cura

Durante el período de la Cura de Savia y limón la absorción diaria de vitamina C del limón es de más de 80 mg (cantidad sugerida: 75 mg/día para un adulto) lo que repone la eventual carencia de esta vitamina, y el cuerpo es activado por un metabolismo mejorado. Un posible exceso de vitamina C no perjudica al organismo ya que se elimina con facilidad.

Cada célula puede así desembarazarse de los desechos y residuos, razón por la cual la persona se siente perfectamente bien y en buena condición física durante la Cura de Savia y limón.

Capítulo 5

La Cura de Savia completa y las intermitentes

Somos lo que comemos.
Gandhi

Para alargar la vida, acorta las comidas.
La mejor de las medicinas son el descanso y el ayuno.
Benjamin Franklin

Regenerar el cuerpo

Ahora vamos a ver la Cura propiamente dicha. Como hemos comentado en el capítulo «El ayuno y la Cura», su fin principal es desintoxicar el cuerpo, disolviendo y eliminando impurezas acumuladas. Para ello se utilizan, junto a la poderosa fuerza depurativa y regeneradora del ayuno, dos valiosos aliados, el limón y el Sirope de Savia, que hemos visto en el capítulo anterior.

Lo primero que se consigue es depurar y descongestionar el tracto digestivo, posteriormente los otros órganos de eliminación, como el hígado y los riñones. La presión en los vasos sanguíneos se regulariza, y esto ayuda a establecer una buena circulación, un mejor aspecto físico y una mayor elasticidad del cuerpo, independientemente de la edad.

Además existen muchos otros trastornos que pueden aliviarse e incluso eliminarse como los resfriados, sinusitis y bronquitis. La Cura ayuda a combatir diversas alergias, que son a menudo el resultado de acumulaciones de toxinas y desaparecen con la depuración del organismo. Sucede lo mismo con el exceso de colesterol, es igualmente eliminado por la depuración de la Cura de Savia de palma y arce.

Las enfermedades e impurezas de la piel, como forúnculos, abscesos, granos... mejoran considerablemente, o incluso desaparecen, a medida que el resto del cuerpo se desintoxica.

Una depuración muy saludable

Sin embargo, la Cura no se dirige contra una forma particular de enfermedad, sino que da al cuerpo la ocasión de recuperarse, purificarse, regenerarse y aumentar sus defensas. Se trata de una cura depurativa con usos realmente amplios y diversos, que se puede aplicar también como medida preventiva, como por ejemplo ante una ola de resfriados, una epidemia de gripe u otros de carácter más grave.

El origen de muchas enfermedades está en el sistema digestivo, que estamos sobrecargando tan a menudo; la comida no es bien digerida y se acumulan productos de desecho y toxinas. Por medio de la Cura de Savia y zumo de limón se aligera esta carga y a través de una alimentación sana y ligera podemos conservar la salud del tracto digestivo aún después de la Cura.

El exceso de peso es probablemente la razón más frecuente por la cual se hace la Cura. Mucha gente con exceso de peso, durante los 10 días de la Cura, llega a perder hasta 5 kilos o incluso más, sin ningún efecto secundario perjudicial, porque el cuerpo recibe todos los elementos esenciales y no sufre de ninguna carencia real.

Una de las ventajas de la Cura es que permite ponerla en práctica sin que ello suponga un esfuerzo excepcional, tanto en fuerza de voluntad como para el propio organismo. Hay que tener en cuenta que nuestro cuerpo in-

Efectos saludables de la Cura de Savia de palma y arce y zumo de limón

- Limpieza de toxinas
- Pérdida de peso
- Aumento de vitalidad
- Sueño más profundo
- Cabello brillante y uñas más fuertes
- Ojos luminosos y piel radiante
- Mejora en la digestión y circulación
- Mayor resistencia a la enfermedad
- Equilibrio emocional
- Mejor concentración y claridad de pensamientos
- Actitud más positiva
- Mayor voluntad
- Sensación de paz interior

(*Véase* «Los 10 beneficios esenciales del ayuno con el Sirope de Savia y zumo de limón», pág. 30).

vierte en el proceso digestivo alrededor del 30 % del total de energía consumida. Es fácil comprobar cómo actúa de forma tan inteligente y maravillosa si le damos un descanso.

Y por otra parte la Cura ayuda también a liberarse de la dependencia de medicamentos y estimulantes, como café, alcohol, tabaco, etcétera, y previene el envejecimiento prematuro.

La Cura completa y los ayunos intermitentes

Opción 1. La Cura completa a base de ayuno

Es la versión original, la Cura o ayuno completo dura de 7 a 10 días, en los cuales sólo debe ingerirse el preparado de Sirope de Savia de palma y

arce, ningún otro alimento. Cada día se tomarán de 8 a 12 vasos grandes del preparado (*véase* «La preparación de la bebida», pág. 58), repartidos a lo largo del día. Se complementa con una infusión laxante suave antes de la primera toma del día y otra antes de acostarse. Durante la Cura se podrá tomar abundante agua e infusiones, como una tisana de Rooibos o el Té rojo Puerh, que activa el metabolismo del hígado apoyando su acción depurativa, o infusiones depurativas o de menta para refrescar la boca. Después de la Cura se debe hacer una transición alimentaria correcta de dos a tres días, con fruta, zumos, caldos vegetales, etc. y se recomienda continuar con unas bases de nutrición sanas.
Duración recomendada: de 7 a 10 días.

Pero existen también algunas opciones de **ayunos intermitentes** como:

Opción 2. El semiayuno

Mientras dormimos ayunamos, es decir, no ingerimos alimentos y dejamos que el organismo se regenere, purifique y recupere la energía consumida, en gran parte, durante la digestión y asimilación de alimentos. Con el desayuno interrumpimos este proceso de recuperación y auto limpieza del ayuno nocturno.

Como ya comentábamos en el capítulo «El ayuno y la Cura», el propósito del semiayuno es prolongar este período de ayuno nocturno, sustituyendo el desayuno y/o cena por 2 o 3 vasos del preparado, ofreciendo así al organismo más tiempo para su descanso y recuperación.

Para que el semiayuno sea más eficaz, conviene suprimir determinados alimentos, ya que su contenido en toxinas retrasaría la acción depurativa. Son, por ejemplo, la sal, embutidos, carnes rojas, fritos, pan blanco, harinas refinadas, café, alcohol, bebidas carbónicas, lácteos, etc.

Este semiayuno se recomienda como preparación para aquellas personas que quieran llevar a cabo la Cura completa y para quienes no se sientan preparados para hacerla, pero quieren reducir peso y mejorar su salud. (*Véase* «El semiayuno», pág. 29).
Duración recomendada: entre 10 y 30 días.

Opción 3. 50:50

Este ayuno intermitente consiste en 3 días de semiayuno, seguido de 3 días de la Cura completa, seguido de otros 3 días de semiayuno. Ésta es la forma más fácil de iniciar la desintoxicación si usted nunca la ha hecho antes. Esta versión también se adapta muy bien a los compromisos sociales de algunas personas.

Duración recomendada: 9 días.

Opción 4. Una vez por semana

La mayoría de nosotros nunca damos un descanso a nuestros órganos digestivos y de eliminación. Día tras día se coloca una carga continua en nuestro sistema. Estar sin alimentos sólidos durante un día le da a nuestro organismo la oportunidad de descansar y depurarse por un día. No es demasiado difícil, ayuda a reducir el sobrepeso y mantener el peso después de una Cura completa.

Para esta versión se elige un día de la semana y sólo se beben de 8 a 12 vasos del preparado, agua e infusiones según su gusto.

Duración recomendada: un día por semana.

Recuerde que...

Los tres primeros días de la Cura completa el cuerpo se alimenta a base de las reservas, almacenadas en forma de glucógeno (azúcar simple) sobre todo en la sangre y en el hígado, que es fácilmente digerible. Por lo tanto, una Cura completa debería durar más de tres días. Pasados estos días, el organismo empieza a eliminar toxinas y a reducir las demás reservas de grasas depositadas por todo el cuerpo. Mientras dura este proceso, no solemos sentir hambre. Sólo cuando los depósitos están agotados, vuelve el hambre y nos señala que ya es tiempo de volver a comer.

Los ingredientes de la Cura contienen todos los nutrientes vitales que uno necesita durante este tiempo. Hacer la Cura completa una o dos veces al año tiene un efecto muy positivo sobre la salud.

Las señales, los efectos. Un buen indicador del progreso de la purificación es la lengua, la cual se cubre a veces de una capa blanca durante la desintoxicación. Cuando ya no se ve cubierta, sino limpia y de color rosa, el proceso de purificación puede darse por terminado. (Las experiencias han mostrado que en la mayoría de casos la lengua está aún sucia, después de diez días y a veces hasta después de catorce o veinte días. Esto indica que el proceso de purificación aún no está terminado y que conviene repetir la Cura en otra ocasión).

El organismo se deshace, durante la Cura, de sus restos e impurezas metabólicas acumuladas durante años a través de todos los poros y aberturas:

- el intestino
- la orina (más oscura, tiene a veces un olor penetrante)
- la piel
- los pulmones (mucosas, mal aliento)
- la vagina (flujo aumentado)
- la boca (mal sabor, ayuda una cucharadita de arcilla medicinal con un poco de agua)

La preparación de la bebida

Para un vaso grande del preparado se necesitan:

– 2 cucharadas soperas de zumo de limón fresco (aprox. ½ limón).
– 2 cucharadas soperas de Sirope de Savia de palma y arce.
– una pizca de pimentón picante en polvo (cayena) (opcional).
– un vaso de agua mineral (aprox. ¼ de litro).

El zumo de limón, el Sirope de Savia y el pimentón picante se mezclan en un vaso que se llena con agua tibia (o fría, si se prefiere).

La cayena es también conveniente porque disuelve flemas y regenera la sangre, lo que produce más calor en el cuerpo pero no es imprescindible. Contiene muchas vitaminas del complejo B, que complementan el valor nutritivo del Sirope de Savia y de los limones.

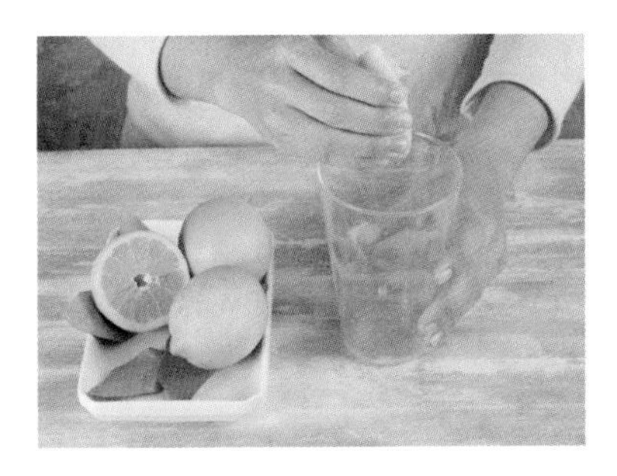

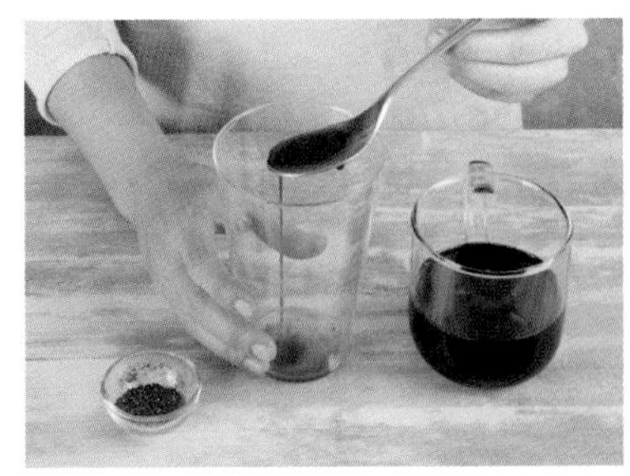

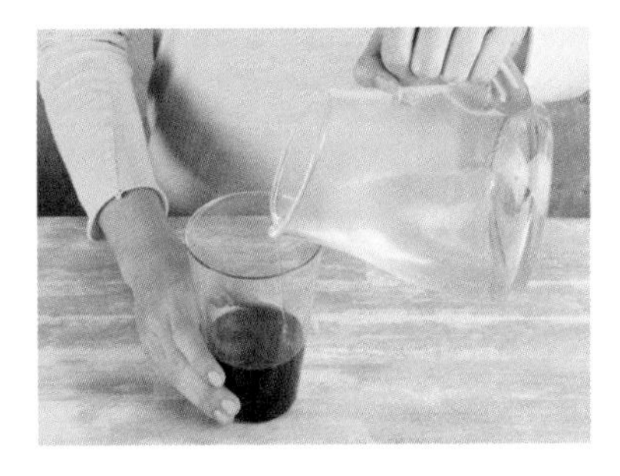

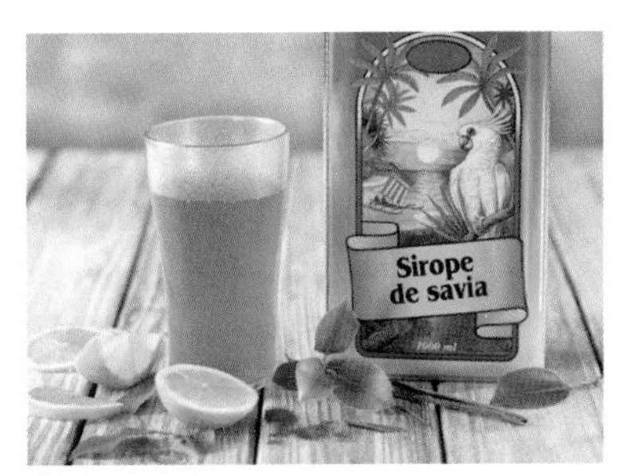

Se pueden tomar también bastante agua e infusiones depurativas, incluida la de menta. Esta última favorece el proceso de purificación y ayuda a neutralizar muchos olores de la boca y del cuerpo que pueden aparecer en el período de desintoxicación.

¿Cuánto zumo al día?

Cada día hay que tomar un mínimo de 8 a 12 vasos del preparado. Para mayor comodidad se puede preparar la bebida para el día en una botella de un litro y medio o dos litros y poner:

- de 12 a 16 cucharadas soperas de Sirope de Savia
- de 12 a 16 cucharadas soperas de zumo de limón
- ¼ de cucharadita de pimentón picante

Acabar de llenar la botella con agua mineral.

Las personas que desarrollan gran actividad física pueden aumentar la dosis, si es necesario.

Es muy práctico tener el preparado listo para consumirlo durante el día siempre que tenga hambre o cansancio.

Importante: ¡Durante toda la Cura no debe ingerirse ningún otro alimento!

Como el limón y el Sirope de Savia contienen todos los oligoelementos, vitaminas y la glucosa necesarios para diez días, no se suele sentir hambre, una vez que el cuerpo se haya adaptado a la cura.

Use solamente limones frescos y de cultivo ecológico certificado siempre que sea posible. No use nunca concentrado de zumo de limón, zumo de limón congelado o limonadas de preparación química.

Para una Cura completa de diez días se necesitan aproximadamente dos litros de sirope.

La función eliminatoria es esencial

Como la Cura de Savia y zumo de limón es una cura de desintoxicación, conviene ayudar al organismo con la eliminación de toxinas. A la mayoría de personas les sirve tomar una infusión laxante de plantas medicinales. Como primera medida, tome un vaso por la mañana y otro por la noche antes de acostarse.

Otro buen método consiste en tomar agua con sal. Se prepara un litro de agua con dos cucharaditas de sal marina (no se debe usar sal común de cocina). Tome todo el litro por la mañana, con el estómago vacío. En media hora esta agua salada limpia muy bien todo el tracto digestivo. Puede repetirse el procedimiento otras veces, hasta purgar el tubo digestivo. Esta modalidad no se recomienda a personas que padezcan hipertensión arterial.

Si al principio el agua con sal no produce el efecto deseado, hay que tomar un poco más o un poco menos de sal, hasta encontrar la concentración apropiada. Es bueno tomar por la noche una infusión laxante para disolver, y por la mañana el agua con sal para limpiar. Si por alguna razón no se puede o no se quiere tomar el agua con sal (para mucha gente es bastante desagradable), se puede en su lugar tomar la infusión laxante por la mañana y por la noche.

Otra forma de limpiar el intestino es mediante un enema de uno a dos litros, que es también un método muy eficaz para contrarrestar la sensación de hambre que puede presentarse al principio de la Cura.

La evacuación es un punto principal de esta Cura porque las impurezas que el cuerpo desecha deben realmente ser eliminadas para no depositarse en otra parte del organismo.

Ni alimentos, ni complementos

En el proceso de desintoxicación las células se liberan de impurezas y sólo cuando estas son eliminadas, el cuerpo puede de nuevo metabolizar los alimentos correctamente.

Tomar complementos alimenticios no es aconsejable y puede poner en peligro el éxito de la Cura, aunque sí que se han obtenido muy buenos resultados con la homeopatía. Durante la Cura el cuerpo responde más favorablemente hacia el tratamiento con homeopatía, pero lo ideal, como decimos, es no tomar nada más.

En el caso que usted tome medicación debería consultar sobre una posible interrupción con su médico. Lo ideal es elegir un médico que conozca y comprenda la medicina natural y los métodos terapéuticos naturistas. Conviene buscar estos médicos especializados; hoy en día ya los hay en la mayoría de ciudades y son bastante fáciles de encontrar a través de Internet, en revistas de salud y medicina natural, también a través de las asociaciones de médicos naturistas.

No se recomienda tomar café, beber alcohol o fumar.

La mayoría de personas se sorprende de lo bien que les va durante y después de la Cura. La capacidad de rendimiento aumenta notablemente, sobre todo a partir del 4.º día de la Cura completa. La mayoría de la gente puede desempeñar sin problemas su profesión o su trabajo diario normal. Muchos notaron que su estado de ánimo mejora y que su dinamismo y vitalidad aumentan hacia el final.

Otro efecto secundario es que analgésicos, barbitúricos, laxantes y otros medicamentos que se habían tomado regularmente pueden ser totalmente o casi suprimidos.

Sensaciones de debilidad durante la Cura

Durante la Cura algunas personas pueden sentirse alteradas. La causa no está en la Cura de Savia y limón misma, sino en lo que ella mueve y trae a la superficie. Puede, aunque es poco frecuente, que uno tenga que vomitar o que aparezcan dolores en diferentes partes del cuerpo o que uno se sienta débil y con sueño. Estos accesos de debilidad son el resultado de las toxinas que el cuerpo está soltando, que circulan en el torrente sanguíneo antes de ser eliminadas, y no indican ninguna carencia de alimentos o vitaminas. Normalmente desaparecen al cabo de dos o tres días de la Cura. Los ingredientes de la Cura contienen todo lo que el cuerpo necesita, para diez días o más, en forma líquida. Descanse y hágase la vida un poco más cómoda si es necesario –pero la mayoría de la gente puede desempeñar su trabajo normal–. Persevere durante el tiempo completo, no se dé por vencido y no se engañe a sí mismo, comiendo golosinas, porque de esta manera solamente comprometerá el éxito.

Los síntomas pueden acentuarse

Si se sufre de una dolencia crónica, como por ejemplo una erupción de la piel, puede ser que durante la Cura los síntomas se agraven. ¡No tenga miedo! Esto significa sencillamente que el cuerpo quiere deshacerse de todas las toxinas (la piel es precisamente un órgano importante de eliminación). Tan pronto como las toxinas hayan salido del cuerpo, el equilibrio se restablecerá y la piel quedará más sana que antes.

Durante este día o dos de «crisis curativa» de purificación, se puede producir una parada en la reducción de peso; la increíble inteligencia del organismo elimina primero lo que más le estorba; pasada esta crisis suele ocurrir una disminución de peso importante.

Otras molestias o antiguas afecciones pueden aparecer: cefaleas, jaquecas, náuseas, vómitos, mal aliento, esputos, orines cargados, secreciones vaginales, diarreas, urticaria, herpes, eczemas... No abandone, su organismo se está autodesintoxicando.

A partir del quinto día, todos los efectos benéficos del tratamiento se hacen notar.

Cómo terminar la Cura

La **transición** de la Cura de Savia y zumo de limón a la alimentación normal es muy importante, igual que después de un ayuno prolongado, la tentación de comer inmediatamente después de la Cura y en cantidad excesiva suele ser fuerte, por tanto se aconseja durante 2 meses la suplementación con cápsulas de polen (*véase* «¿Cómo se toma el polen?», pág. 68). Después

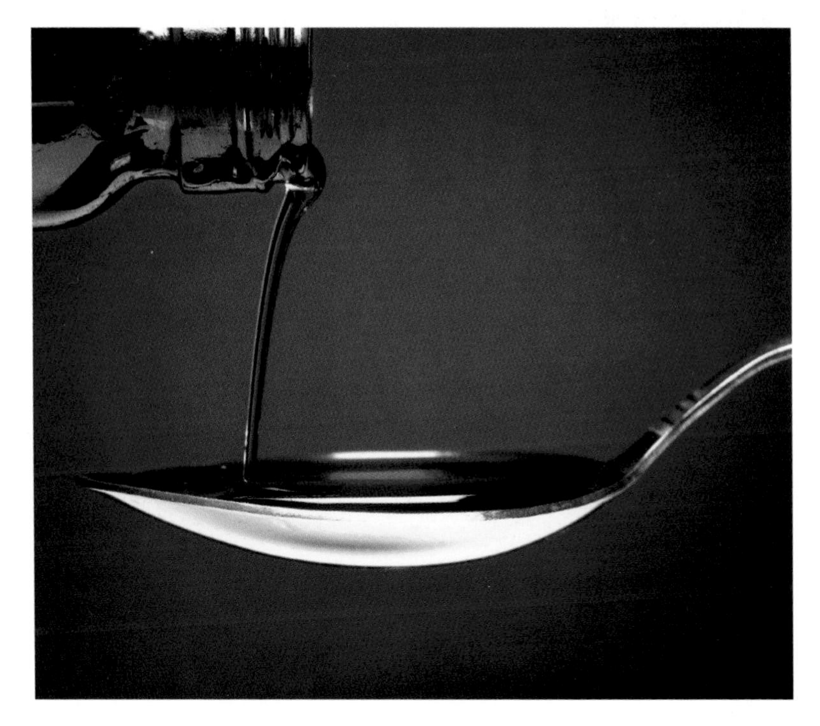

de haberle dado al aparato digestivo unos cuantos días para descansar, hemos de darle tiempo también para acostumbrarse de nuevo a su alimentación habitual. Esto llevará dos o tres días adicionales y sólo entonces el cuerpo estará dispuesto a asimilar de nuevo una alimentación normal. Las recetas que siguen se han elaborado como una recomendación especial para los días de transición después de la Cura.

Días de transición

Primer día

Por la mañana: 1 vaso del preparado de Sirope de Savia y zumo de limón. 1 naranja.

Antes del mediodía: ¼ de litro de zumo de naranja recién exprimida.

Al mediodía: 1 vaso del preparado de Sirope de Savia y zumo de limón.

Por la tarde: ¼ de litro de zumo de naranja recién exprimida.

Por la noche: 1 vaso del preparado de Sirope de Savia y zumo de limón. 1 naranja.

Más tarde por la noche: ¼ de litro de zumo de naranja recién exprimida.

Entre comidas: infusión de menta (hierbabuena), infusión depurativa para purificar la sangre.

Segundo día

Por la mañana: ¼ de litro de zumo de naranja recién exprimida, una manzana y un plátano.

Antes del mediodía: una mandarina.

Al mediodía: manzana cruda con zumo de limón y Sirope de Savia.

Por la tarde: ¼ de litro de zumo de naranja recién exprimida.

Por la noche: ensalada de frutas (al gusto) con zumo de limón y Sirope de Savia.

Más tarde por la noche: ¼ de litro de zumo de naranja recién exprimida.

Entre comidas: infusión de menta (hierbabuena), infusión depurativa para purificar la sangre.

Tercer día

Por la mañana: una rebanada de pan integral y una naranja.
Antes del mediodía: ¼ de litro de zumo de naranja recién exprimida con una cápsula de polen Apibal.
Al mediodía: un caldo de verduras ligero hecho con verduras frescas y arroz integral.
Por la tarde: ¼ de litro de zumo de naranja recién exprimida.
Por la noche: caldo de verduras con arroz integral.
Más tarde por la noche: fruta al gusto.

Algunos consejos y recomendaciones

No coma carne, pescado o huevo, ni pan refinado, repostería, café o leche durante los primeros tres días después de la Cura. A partir del cuarto día puede usted comer de nuevo normalmente, pero, a grandes rasgos, es muy recomendable durante los dos primeros meses después del tratamiento evitar las comidas copiosas, hechas con malas combinaciones alimentarias, ricas en productos animales (la acción de las grasas saturadas es nefasta) y ricas en alimentos refinados (la acción desastrosa de los azúcares simples, entre otras) y todo esto cargado con decenas y decenas de aditivos de la industria química. Lo ideal es una alimentación sana, integral e equilibrada, con cereales, legumbres, frutas, vegetales, etc. Esta alimentación deberá ser rica en fibra para asegurar un buen funcionamiento intestinal.

La acción de la Cura es un poco como la de escurrir una esponja sucia: el agua sucia sale. Pero si después de la Cura volvemos a meter la esponja en un cubo de agua sucia, ya nada funciona. Hay que sumergirla en agua fresca de manantial…

Antes de que empiece con la Cura recuerde otra vez todos los puntos:

- Lea otra vez cuidadosamente las instrucciones.

- Prepárese interiormente para la Cura y persevere hasta sentir que se han dado los cambios necesarios.

- Tome una infusión laxante la noche antes de empezar la Cura, y cada noche durante la misma o, mejor aún, hágase un enema.

- Tome por la mañana un poco de agua salada o una infusión laxante.

- Siga las instrucciones para la Cura al pie de la letra.

- Después de la Cura procure darle al cuerpo el tiempo necesario para prepararse a comer de nuevo normalmente. Dedique dos o tres días para la transición.

- Procure aprovechar la oportunidad para romper el círculo vicioso de los malos hábitos alimenticios, coma con mesura alimentos más saludables.

Capítulo 6

Después de la depuración. Reconstitución y consolidación

Muere más gente por demasiada comida que por poca.

John K. Galbraith

Todos pueden ayunar, pero sólo un sabio sabe cómo romper el ayuno y desarrollarse adecuadamente después del mismo.

Dr. Otto Buchinger

Como hemos visto en capítulos anteriores, la Cura de Savia y zumo de limón es una formula muy efectiva para depurar profundamente nuestro organismo y perder grasas superfluas.

Sin embargo, toda la pérdida de peso se puede volver a recuperar y el organismo se intoxicará de nuevo si seguimos con una alimentación desequilibrada acompañada de malos hábitos, por lo que se recomienda que estos se cambien, tal como veremos a lo largo de este capítulo.

Reconstitución y consolidación

El proceso de depuración es seguido por las etapas de reconstitución y consolidación, de modo que después de la Cura el cuerpo debe obtener todos los nutrientes que son necesarios para que funcione bien. Una dieta sana y equilibrada es el factor esencial para lograrlo. Si desea obtener los máximos beneficios de la Cura, se recomienda además que al terminarla tome un suplemento alimenticio natural durante un tiempo, y el polen es ideal para ello.

Un suplemento de polen proporciona al cuerpo prácticamente todos los minerales y oligoelementos necesarios, por lo que contribuye a mantener la pérdida de peso logrado a través de la Cura de Savia y zumo de limón.

Polen: el pequeño milagro de la naturaleza

El polen es el polvo de células masculinas que se encuentran en las anteras de una flor. A fin de llevar a cabo la fertilización, el polen tiene los elementos biológicos básicos necesarios para la transmisión y la formación de nueva vida.

Diversos análisis han demostrado que el polen de las flores contiene más de un centenar de minerales y oligoelementos diferentes en cantidades que no se encuentran en ningún otro alimento. Además, es muy rico en vitaminas, enzimas, coenzimas, y aminoácidos.

¿Cómo se toma el polen?

El polen suele comprarse en forma de minúsculos gránulos que están cubiertos de una «cáscara dura», producida por las mismas abejas con la finalidad de conservar y almacenar en su interior el polen en polvo, evitando así que se deteriore. Para poder aprovechar los múltiples principios activos del polen es necesario abrir esta cáscara.

La digestión humana no puede procesar más del 10 al 20 % de estos gránulos de polen, la mayoría abandonarán el cuerpo aún intactos. Para obtener algún provecho, se necesita por lo tanto tomar cantidades relativamente altas. Normalmente se recomienda tomar de dos a tres cucharadas soperas diarias.

Las abejas mismas fermentan los gránulos de polen antes de usarlo como alimento. De esta manera, las cáscaras se rompen y las sustancias contenidas se vuelven utilizables para ellas. Mientras el polen convencional (granulado) es relativamente fácil de cosechar utilizando unos dispositivos especiales llamados trampas de polen, el polen fermentado por las abejas mismas debería ser extraído a mano de los panales, lo cual es imposible de hacer a gran escala.

El procedimiento de nitrogenización

Se han hecho desde hace algún tiempo experimentos para abrir los gránulos de polen, se muelen, pero éstos son tan resistentes que aun así quedan bastante intactos. Además, el calor que se produce en este proceso hace que sus sustancias naturales pierdan en parte sus propiedades.

Una empresa alemana ha desarrollado una técnica de nitrogenización que permite abrir y eliminar cuidadosamente casi el cien por cien de las cáscaras, de manera que el organismo pueda asimilar todo el polen. Con esta técnica el polen se somete a temperaturas muy bajas, hasta que las cáscaras se vuelven quebradizas y pueden separarse del polen fácilmente. De esta manera las sustancias quedan libres e intactas. Este polen deshidratado en polvo se envasa inmediatamente en cápsulas para conseguir efectos óptimos incluso en cantidades muy pequeñas.

Estas cápsulas de polen microfinamente abiertas, que se conocen con el nombre de «Apibal activo», han sido probadas con gran éxito en grupos de edades diferentes. Deportistas de alta competición, atletas, corredores y otros, toman regularmente el polen Apibal activo para aumentar su capacidad de rendimiento. Otros experimentos con escolares y estudiantes mostraron que el uso de este polen aumenta la capacidad de concentración y aprendizaje. Igual ocurre con ejecutivos y profesionales con exceso de estrés y con las personas mayores.

El «efecto yo-yó o rebote»

Seguir la Cura del Sirope de Savia es un recurso muy efectivo para evitar el «efecto yo-yó» (recuperación del peso perdido) que se produce en una gran mayoría de dietas para adelgazar, siempre que al finalizar la Cura hagamos una dieta equilibrada y tomemos polen durante al menos dos meses.

Nuevos hábitos

Es muy importante la adquisición de nuevos hábitos para consolidar los cambios que hemos experimentado durante los días de la Cura. Detallamos algunos:

- Elegir lácteos preferiblemente fermentados (yogur, kéfir, queso fresco), bajos en grasa, o bien leche vegetal de soja, de arroz o de avena.

- Sustituir la carne grasa, embutidos y derivados cárnicos por legumbres y proteínas vegetales (tofu, tempeh, seitán…). Las personas que no sigan una dieta vegetariana pueden tomar algo de pescado o carnes blancas.

- Consumir al menos 5 raciones al día de hortalizas, verduras y frutas frescas enteras. Recomendable tomar verduras de hoja verde como la col, brócoli, puerros, borrajas, berros, etc. y hortalizas depurativas como rabanitos, alcachofas, espárragos, remolacha, endibias, hinojo, apio y setas, entre otras.

- Las verduras es preferible cocinarlas ligeramente, «al dente».

- Utilizar carbohidratos integrales de cultivo ecológico, legumbres, semillas, frutos secos y algas.

- El viejo aforismo «Desayuna como un rey, come como un príncipe y cena como un mendigo», es otro buen consejo que podemos incorporar a nuestro nuevo estilo de vida tras la Cura.

- También es muy conveniente cenar temprano, como mínimo 2 horas antes de acostarse. Cenar tarde presenta muchos inconvenientes y durante el sueño el cuerpo no descansa. Además, los alimentos acumulados, pendientes de digerir, protagonizan digestiones largas que afectan negativamente a nuestro hígado y vesícula biliar.

Hay que utilizar las horas de descanso para reparar el sistema nervioso y para que pueda ralentizarse el metabolismo, no para digerir la cena. Para ir del comedor a la cama... ¡no hace falta una cena copiosa!

- Reducir la ingesta de alimentos de elevada densidad energética (dulces, bollería, galletas, chocolates, azúcar, helados, snacks fritos y salados, embutidos, etc.).

- Reducir o eliminar bebidas con un alto contenido en azúcares simples (alcohol, bebidas gaseosas azucaradas, néctar de frutas, etc.).

- Utilizar a menudo jengibre (fresco), ajo y especias. Y una amplia variedad de hierbas aromáticas frescas, como el perejil, cebollino, albahaca, menta, cilantro...

- Por la mañana, antes de desayunar, podemos empezar el día con una bebida llena de vitaminas, energía y vitalidad, como un vaso de Sirope de Savia con zumo de limón recién exprimido, un zumo fresco de licuado de zanahoria, o de zanahoria y manzana, o de manzana y apio o de zanahoria, apio y unas gotas de limón.

- Tanto para controlar el peso, como para mantener una salud óptima, hemos de incorporar a nuestra rutina diaria una actividad física razonable que queme calorías, aunque sólo se trate de caminar media hora al día. Hemos de movernos y hacer ejercicio moderado.

- Tan importante es lo que se come, como de qué modo se come (comer con tranquilidad, masticar lento y comer con regularidad).

- Es recomendable ayunar un día al mes o hacer un semiayuno un día a la semana para dar un descanso al sistema digestivo.

Los efectos que los diferentes alimentos causan sobre nuestro cuerpo son hoy bastante conocidos. Las investigaciones médicas y bioquímicas muestran cómo el organismo utiliza las moléculas de los alimentos para obtener energía y las sustancias necesarias en la construcción, reparación y regulación de los diferentes tejidos. Se sabe con certeza que una dieta inapropiada tiene un efecto negativo sobre estos procesos.

Calorías y control de peso

Las calorías expresan la cantidad de energía que podemos extraer de los alimentos. Cuando tomamos más calorías de las que necesitamos, esta energía extra se guarda en nuestro organismo en forma de grasa para su uso futuro y, consecuentemente, aumentamos de peso.

Éste es un seguro natural que nos ha permitido sobrevivir a lo largo de la historia, acumular reservas en tiempos de bonanza para usar en épocas de escasez. Lo que sucede es que hoy en día tenemos un exceso de comida, en cambio no hay períodos de escasez para quemar las grasas acumuladas.

Capítulo 7

Bienestar personal

El ayuno limpia el alma, eleva la mente, sujeta la carne al espíritu, hace al corazón contrito y humilde… Entra de nuevo en ti mismo.

San Agustín

Disciplinarnos a través del ayuno nos pone en sintonía con Dios, y un día de ayuno nos da la oportunidad de hacer a un lado lo temporal para que así podamos disfrutar las más altas cualidades de lo espiritual. Mientras ayunamos ese día aprendemos y entendemos mejor las necesidades de aquellos que son menos afortunados.

Howard W. Hunter

Purificación espiritual, desarrollo interior

Hasta ahora hemos puesto el énfasis en la depuración o purificación del cuerpo. Sin embargo, la experiencia muestra que esta Cura tiene también un efecto depurativo en la parte psíquica del ser humano e influye de manera positiva en el bienestar general.

En la Roma clásica era bien conocida una expresión que se ha conservado hasta nuestros días: «*mens sana in corpore sano* –mente sana en cuerpo sano». El profeta Mahoma dijo también: «La oración nos conduce a medio

Emociones en el estómago

La presencia de serotonina en el sistema digestivo es uno de los hallazgos recientes que más fascinan a la actual ciencia humanista. Se sabía de la presencia de este neurotransmisor en el sistema nervioso central y de su relación con el estado de ánimo. Lo sorprendente es que exista, y en abundancia, también en el sistema digestivo.

Entre las funciones de la serotonina está la de regular el apetito mediante la saciedad, equilibrar el deseo sexual, controlar la temperatura del cuerpo, la actividad motora y un sinfín de percepciones y funciones cognitivas. También interviene en nuestros estados de ánimo, junto a otros neurotransmisores, como la dopamina y la noradrenalina, que están relacionados con la ansiedad, el miedo, la agresividad y con diversos trastornos alimenticios.

Melatonina para dormir. La serotonina es también necesaria para elaborar la melatonina, una proteína que produce en el cerebro la glándula pineal y que, entre otras funciones, sirve para regular el sueño. Al atardecer aumenta la serotonina y se mantiene alta hasta el amanecer, cuando nos despertamos. Un ejemplo más de cómo la naturaleza nos ayuda a mantener la salud.

Obtener serotonina. El triptófano es el aminoácido precursor de la serotonina y lo podemos obtener a través del arroz y demás cereales integrales, los lácteos, los huevos, la soja y sus derivados y el plátano, entre otros alimentos.

camino hacia Dios, el ayuno nos lleva al umbral del cielo». O Buda: «A medida que desaparezca mi carne superflua, más luminoso se vuelve el ser, más claro y firme el espíritu de la consciencia». Según la biblia, Jesús habló del ayuno y lo practicó durante aquellos cuarenta días y noches que pasó en el desierto.

Como numerosos testimonios certifican, el efecto depurativo de la Cura de Savia y zumo de limón suele aumentar la capacidad de concentración y

En resumen, este **«segundo cerebro»** que tenemos en el estómago e intestinos, posee la capacidad de producir y liberar los mismos neurotransmisores, hormonas y moléculas químicas que produce el cerebro superior… y un porcentaje muy importante de la serotonina total del organismo.

Además, en el sistema digestivo, la serotonina no sólo regula la digestión, sino que también forma parte importante del sistema inmunitario. Estar más atentos a lo que comemos es por tanto un excelente consejo, a la luz de este nuevo descubrimiento.

Conviene prestar más atención a nuestro sistema digestivo en relación a nuestras emociones y estados de ánimo, porque existe entre ellos una estrecha relación. Y si aprendemos a escuchar sus señales, viviremos más sanos, despiertos y equilibrados. Por ejemplo, el estreñimiento crónico puede ser debido a una falta de serotonina, cosa que nos puede convertir en más pesimistas y cascarrabias. Junto con la putrefacción en el intestino, el estreñimiento es responsable de un envejecimiento precoz, entre otros trastornos. En cambio, si la célula está bien nutrida e hidratada, y mantiene adecuadamente el proceso de eliminación y desactivación de las toxinas y de los radicales libres, puede estar joven y activa durante mucho tiempo.

La Cura del Sirope de Savia es extraordinaria para «hacer una buena limpieza» del sistema digestivo, y también ayuda a preparar el cuerpo para un mejor equilibrio, tanto de todos estos elementos como de las emociones.

la mente se vuelve más receptiva y más positiva. La Cura activa el hemisferio derecho de nuestro cerebro, nuestra creatividad y percepción intuitiva, dándonos tranquilidad y serenidad. Mucha gente dice que se siente «como nueva», tanto durante como después de la Cura.

Perder peso sobrante, desintoxicar el organismo y restablecer un equilibrio sano son ciertamente resultados importantes de la Cura. Pero para muchos los efectos psíquicos son incluso más importantes.

La Cura del Sirope de Savia y zumo de limón puede incluirse dentro de las grandes tradiciones, tanto en la medicina naturista occidental como en la medicina ayurvédica oriental, que describe las cualidades de los alimentos y su influencia en nuestra personalidad. Como decía el antropólogo y filósofo Ludwig Feuerbach: «Somos lo que comemos». En la macrobiótica además se afirma que la alimentación es decisiva para el carácter de la persona.

Las personas que tienen interés en vivir una vida más consciente tienen muy en cuenta los ayunos y eliminan de su dieta alimentos excitantes o nocivos. Entre los alimentos que más «castigan» encontramos los fritos, harinas refinadas, dulces, etc.

Por otra parte, los alimentos recomendables son las frutas bien maduradas, algunos lácteos frescos, cereales, frutos secos, legumbres y verduras (crudas o cocinadas ligeramente). Se dice de estos alimentos que: «nutren la consciencia y los sentimientos puros, al mismo tiempo que proporcionan la alegría, la pureza, la vitalidad de un niño y el equilibrio y la serenidad de un anciano».*

Meditación y la Cura de Savia

La purificación interior es sumamente importante para una vida más plena, profunda y satisfactoria. Mientras que la meditación constituye un camino directo de purificación espiritual, una cura como la de savia y zumo de limón empieza por el cuerpo. Uno complementa al otro y muchas veces uno lleva al otro. ¡Puede ofrecernos mucho más de lo que podamos imaginar!

A medida que el cuerpo se depura y purifica, podemos comprobar cómo nuestros pensamientos se vuelven más claros, nuestras mentes menos confundidas y distraídas. Muchas personas perciben la vida con mas sentido, sin preocupaciones, temores y ansiedades.

* *La alimentación equilibrada.* Dr. Barnet Meltzer. Ed. Océano.

Un sencillo ejercicio de meditación

Presentamos un ejercicio de meditación muy sencillo para practicar conjuntamente con la Cura de Savia y zumo de limón. Reservaremos diez minutos al día; preferiblemente temprano por la mañana antes de entrar en la rutina diaria o al atardecer.

- Escoger un lugar donde usted pueda sentarse a solas en paz, tal vez una esquina de su sala que se mantenga limpia y despejada. Es útil establecer un pequeño espacio sagrado, un lugar con flores o una vela. Ponga un poco de música meditativa pacífica y encienda un poco de incienso. Si puede, seleccione un lugar tranquilo, en medio de la naturaleza.

- Siéntese cómodamente en una silla o en un cojín con la columna vertebral erguida para mantenerse alerta. Intente concentrar su atención en su respiración, centrándose en cada inhalación y exhalación.

- Mientras inhala, sienta que está respirando con una sensación de paz y calma y al exhalar sienta que está liberando cualquier sentimiento de tensión o ansiedad y que está permitiendo que la sensación de paz se propague por todo su cuerpo. Finalmente, procure que su aliento se vuelva más y más tranquilo, imaginando que si alguien colocara una pluma delante de su nariz, ésta difícilmente se movería.

- Para centrar su mente, aspire lentamente contando hasta cinco, aguante la respiración contando hasta dos y exhale de nuevo contando hasta cinco. Este proceso se debe hacer cómodamente sin tensar los pulmones. Trate de que esta forma de contar sea absolutamente regular, rítmica. Sienta que no existe nada más en el mundo que su respiración y este ritmo. Ésta es la única tarea que importa. Si otros pensamientos de distracción entran en su mente, intente dejarlos ir y vuelva a concentrarse en su respiración.

- Después de unos minutos de contar, sienta que lo que respira no es aire, sino paz. Imagine que esta paz entra directamente en las profundidades de su corazón y al exhalar fluye hacia fuera, impregnando su corazón, mente, emociones y todo el cuerpo físico.

- De la misma manera, usted puede respirar centrándose en la cualidad que más necesite potenciar: la paciencia, el amor, el poder, la tolerancia y/o la alegría. Durante el transcurso de la Cura de Savia y zumo de limón respire con la sensación de pureza. Sienta que esta pureza fluye del centro de su pecho, a través de su cuerpo, de su mente y sus emociones. Conscientemente imagine que está expulsando al exhalar todas las toxinas y los residuos de su sistema y con la inhalación están siendo sustituidos por energía vibrante, entusiasmo y alegría.

- Trate de no permitir que sus pensamientos se centren en el pasado o el futuro. Intente mantener los pensamientos quietos, centrados en el ejercicio y en su respiración o, si usted está en el exterior, en la belleza de la naturaleza a su alrededor.

- Al terminar la práctica de meditación vuelva gradualmente su conciencia a su entorno.

Capítulo 8

Preguntas más frecuentes sobre la Cura del Sirope de Savia

¿Cuántas veces al año se puede realizar la Cura completa (ayuno) con el Sirope de Savia?
Se recomienda realizarla 1 o 2 veces al año.

¿Qué época es mejor para realizar la Cura?
Las épocas más recomendables son la primavera y el otoño, pero lo más importante es tener la motivación y encontrar el momento más adecuado según los compromisos de cada persona. Por tanto, podría ser en vacaciones o en épocas con poco estrés.

¿Cuál es la mejor forma de hacer el preparado?
Prepararlo al instante de tomarlo. Por cada vaso de ¼ de agua añadir 2 cucharadas de Sirope de Savia + medio zumo de limón recién exprimido y de forma opcional una pizca de cayena.
Por motivos prácticos se puede preparar, con esta misma proporción, en una botella de 1 ½ litro de agua.

¿Se puede hacer en período de lactancia o embarazo?
No, porque el cuerpo en fase de ayuno está efectuando una depuración y se depura por la orina, por las heces, por el sudor, por la leche materna (en caso de lactancia), etc.

¿Cuanta cantidad del preparado debo tomar diariamente?

Puede tomar de 1 ½ a 3 litros diarios, más otro litro entre agua e infusiones.

¿Cuándo no se puede hacer la Cura Completa?

- En período de lactancia o embarazo
- Diabetes tratada con insulina.
- Niños menores de 16 años
- Depresión
- Hipoglucemia extrema.
- Enfermedades graves físicas o psíquicas.
- Extrema debilidad corporal, como por ejemplo después de una operación.
- Insuficiencia renal grave. Los riñones no podrían hacer frente al aumento de la eliminación de tóxicos originados por el ayuno.
- En los trasplantados de órganos. El cuerpo podría intentar rechazar el órgano ajeno.
- Delgadez extrema, anorexia, bulimia o cualquier otro trastorno de la conducta alimenticia.

¿Puedo tomar medicamentos mientras hago la Cura?

Si se toman medicamentos se debe consultar a un médico especialista para saber si se pueden suspender o reducir.

¿Es el Sirope de Savia un adelgazante?

No, el Sirope no adelgaza, lo que sí adelgaza es el poco aporte calórico que se toma diariamente en el ayuno o semiayuno.

¿Puedo hacer La Cura tomando anticonceptivos?

Sí, ingiriendo las pastillas 30 minutos como mínimo después de la evacuación, para evitar el riesgo de expulsarlas por las heces.

¿Lo pueden hacer los niños?

No, no es aconsejable someter a ningún niño a una cura de ayuno.
El Sirope de Savia sin el ayuno no le hará ningún daño, al contrario, es un edulcorante de lenta absorción con muchos minerales y oligoelementos. En

verano, el preparado puede servirse como un refresco muy nutritivo que puede estar preparado en la nevera y cualquier miembro de la familia lo puede tomar.

Mientras hago la Cura, los primeros días estoy muy cansado ¿es normal?
Eso dependerá de la persona, algunas atraviesan un proceso de desintoxicación intenso. Es frecuente que el primer día se tenga dolor de cabeza, cansancio o malestar por la expulsión de toxinas, pero una vez que el cuerpo ha entrado en estado de ayuno (después de los 2 primeros días) estos síntomas suelen desaparecer y se puede disfrutar de un estado vital alto con una claridad mental mayor.

¿Cómo he de tomar el polen después del ayuno?
Tomar de 2 a 3 cápsulas de Apibal al día. El polen le ayudará a que no se despierte el apetito de forma desenfrenada, ya que este le aporta importantes cantidades de vitaminas, minerales, enzimas, coenzimas, aminoácidos, etc.

¿Puedo hacer el ayuno más de 10 días? ¿Si lo hago menos, desintoxicaré igual?
Puede hacer más de 10 días si es bajo control médico. Nosotros no aconsejamos superarlos.
Si hace menos de 7 o 10 días posiblemente el proceso de desintoxicación no habrá acabado.

Si tengo hambre mientras hago la Cura completa ¿puedo comer algo?
No. Si se pasa muy mal con el hambre es preferible hacer un ayuno intermitente, como es el semiayuno (*véase* «El semiayuno», pág. 29).

¿Puedo ir al gimnasio o hacer deporte mientras hago la Cura?
Hay personas que van al gimnasio sin problemas, pero por lo general durante el ayuno el cuerpo no dispone de la misma energía rápida necesaria para el deporte aeróbico, sin embargo se pueden –incluso se recomienda– hacer largos paseos, nadar, etc. (actividad anaeróbica) sin sentirse débil o cansado.

¿Cuánto adelgazaré?

Esto no se sabe nunca, cada organismo tiene un funcionamiento y depósitos de grasas diferentes. En los 10 días se suele perder de media entre 3 a 6 kilos.

¿Se puede tomar el Sirope sólo o es necesario mezclarlo con el zumo de limón y la cayena para que haga efecto?

Es necesario mezclarlo con el zumo de limón, es un complemento básico y una de las fuentes más ricas de vitamina C y de minerales, favorece la fijación del calcio y es un potente antioxidante. La vitamina C permite, con el metabolismo de las proteínas, lípidos y hidratos de carbono, la eliminación de los depósitos de grasa, por tanto ayuda a una disminución de peso.

La cantidad sugerida de vitamina C diaria es de 75 mg y tomando el limón exprimido en la Cura completa es de 80 mg, lo que repone la eventual carencia de esta vitamina durante el ayuno. También actúa en la eliminación de desechos y residuos de las células, razón por la que la persona se siente bien, mientras realiza la Cura completa.

En cambio, la cayena es optativa, se recomienda porque ayuda a la depuración y da calor al cuerpo, pero no es imprescindible.

¿Qué hago con el Sirope de Savia que me sobra después de terminar la Cura?

Lo más aconsejable es guardarlo en la nevera, este producto tiene una vida útil muy larga, desde la elaboración hasta su fecha de caducidad hay un período de 3 años. Además, se puede ir utilizando en muchas recetas o como un excelente edulcorante (*véase* «Recetas con el Sirope de Savia», pág. 116).

¿Hay algún órgano que puede entrar en estrés durante el tratamiento? Por ejemplo, el hígado al entrar en cetosis.

La cetosis suele producirse por un déficit de carbohidratos y al tener el sirope 2/3 partes de hidratos de carbono no suele producirse aumento de acetona (cetosis).

Una persona que haga la Cura de 7 o 10 días y que no sufra de patologías graves, sus órganos no sufrirán estrés, al contrario, se relajan los órganos sobretodo los digestivos (la digestión consume 30 o 40 % de energía disponible) y el resto de órganos de eliminación reciben la energía sobrante.

¿El Sirope de Savia está modificado genéticamente?
No, no está modificado genéticamente. GMO free.

¿Es un producto natural?
Si, es completamente natural, no contiene conservantes, colorantes, pesticidas ni aditivos.

Capítulo 9

Métodos complementarios de la medicina natural

Come poco y cena más poco, amigo Sancho.
Que los negocios de la cabeza se fraguan en la oficina del estómago.

Miguel de Cervantes Saavedra

No hay cosa más sana que comer en ayunas una manzana.

Proverbio castellano

Higienismo

Evitar la toxemia, o intoxicación del organismo a mayor o menor escala, es uno de los elementos importantes del movimiento higienista surgido a principios del siglo pasado en EE. UU. El ayuno terapéutico es una de las terapias más antiguas que se conocen y es considerado por los higienistas parte integral del cuidado total de la salud. Y la Cura de Savia y zumo de limón pone el ayuno al alcance de todos.

El higienista Herbert Shelton considera que la autólisis de los tejidos que se produce con el ayuno regenera el organismo y por eso es parte esencial del proceso de curación. Para el higienismo, la salud y la enfermedad están ligadas al estado toxémico de cada persona. Así, la salud existe cuando el nivel de toxemia es inferior a un cierto umbral de tolerancia, la enfermedad sobreviene cuando el nivel toxémico llega a ser demasiado elevado, y los síntomas no son más que los esfuerzos que el organismo realiza para intentar desintoxicarse.

Por eso se recomienda una alimentación simple y, 1 o 2 veces al año, un ayuno a través de la Cura de Savia para favorecer la desintoxicación.

Etapas alimentarias. Para Désiré Mérien, impulsor del método de las «etapas alimentarias» en el Centro de Educación Vital *Nature et vie*, ayunar es volver a nacer, volver a vivir, regenerarse, es un acto tan fundamental como respirar, beber o comer.

Las agresiones de la vida cotidiana bastan por sí solas para desarrollar una toxemia general, excesiva para el organismo. Aun cuando la alimentación no sea la causa directa de los trastornos –sin embargo, suele serlo, por la mala calidad de los alimentos no ecológicos y su combinación en asociaciones incorrectas, estima Mérien– sólo la abstención de cualquier alimento durante algún tiempo permitirá evacuar la acumulación de toxinas que persiste en el organismo.

El doctor Alfred Vogel recomendaba los ayunos con zumos de frutas y verduras (todavía no se había divulgado la Cura de Savia y zumo de limón). Y decía, sobre el ayuno: «Es uno de los mejores métodos curativos, para limpiar el cuerpo (...) La duración depende de cada uno, de la necesidad, a veces pueden bastar dos o tres días, pero si se hacen tres es una lástima cortarlo, pues lo más difícil ya está superado, el cuerpo ya se ha acostumbrado al cambio y aguanta muy bien unos días más».

La Cura de Savia y zumo de limón está haciendo posible una práctica generalizada del ayuno como gran herramienta para disfrutar de una buena salud. Y el ayuno, como vemos, forma parte de los recursos esenciales de la Medicina natural y el naturismo, como lo son también, por ejemplo, la dieta, las técnicas de hidroterapia y el buen uso de las plantas medicinales (fitoterapia).

Cuerpo y movimiento

Muchas veces un buen **masajista** puede contribuir positivamente dando masaje en partes dolorosas y tensas. Un masaje de cuerpo o de reflexología podal relaja, favorece la circulación, disuelve coágulos de sangre y estimula los órganos y las células del cuerpo. Se considera que es el más antiguo de los métodos curativos y se complementa muy bien con la Cura.

Terapia del movimiento. El gran cambio en el tratamiento del entrenamiento físico se produjo hace apenas unos 40 años, con la rehabilitación activa de los pacientes coronarios (por ejemplo, el estado general después del infarto cardíaco). Desde entonces se han observado efectos positivos sobre casi todos los sistemas orgánicos internos (especialmente la función cardiovascular, los bronquios y el pulmón).

La terapia del movimiento consiste en caminar o llevar a cabo diversas formas de ejercicio moderado. A menudo suelen practicarse en compañía del terapeuta, conversando con él. Caminar ayuda a romper las barreras y compromete más al paciente, haciendo de ésta una modalidad altamente terapéutica.

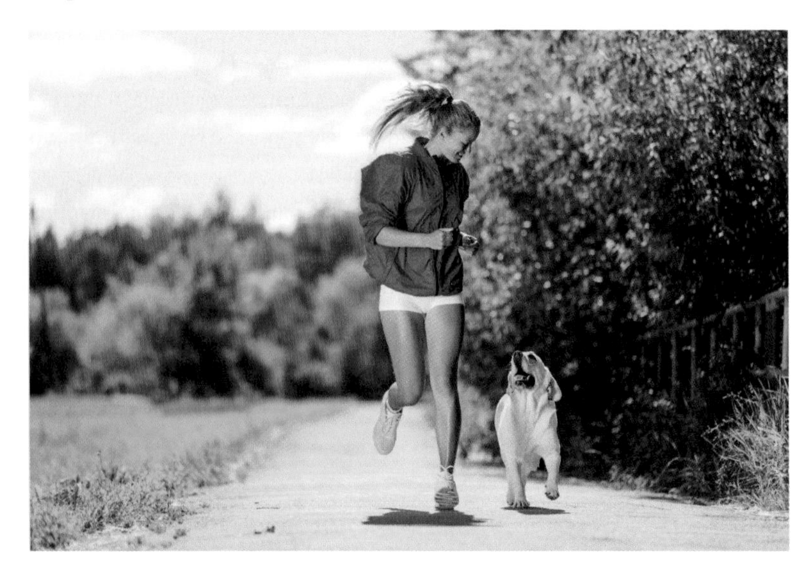

La terapia del movimiento tiene efectos positivos sobre distintas funciones metabólicas (por ejemplo, el metabolismo del azúcar y de las grasas), la defensa inmunológica (por ejemplo, sensibilidad a las infecciones, con los primeros resultados positivos también en enfermedades severas), y los estados psíquicos en pacientes depresivos y miedosos. La intensidad del entrenamiento se adapta cuidadosamente a la edad y a la capacidad física individual.

Teniendo en cuenta además los hábitos sedentarios de la mayoría de personas, la terapia del movimiento se convierte en una invitación a seguir hábitos saludables que mejorarán nuestra salud en general.

Se valora también la asociación entre estar al aire libre y estar divirtiéndose o de vacaciones, caminar en un jardín, escuchar el sonido de los animales, tener que evitar una piedra en el camino... A veces suelen incluirse ejercicios de estiramientos, yoga, taichí... El resultado es muy relajante, contribuye a un mayor equilibrio, a la armonía personal y es muy recomendable practicarlo tanto durante como después de la Cura.

Medicina Natural o naturista

La medicina natural trata cualquier dolencia de forma holística porque actúa sobre la raíz, sobre las causas, en vez de actuar sobre los síntomas, que es lo que hace la medicina convencional. Pero sobre todo se basa también en prevenir la aparición de la enfermedad. Para ello se insiste en crear una inmunidad natural que nos ayudará a mantener el cuerpo sano. En caso de enfermar, deberemos encontrar las causas, corregir los malos hábitos y buscar el remedio adecuado, que normalmente encontraremos en la misma naturaleza.

Hidroterapia

El pensamiento primitivo ya encontró en el agua un remedio muy eficaz, con el que se podían lograr múltiples mejorías y curaciones. La interpretación moderna valora el agua solamente como portadora de energía calórica, con el que se aportan estímulos calientes y fríos al cuerpo. Estos estímulos producen un amplio espectro de reacciones fisiológicas, de las cuales las mejor analizadas son aquellas para la regulación circulatoria y hormonal. Los estímulos fríos tienen también unos efectos claros sobre el estado general.

Se suministran en forma de baños, chorros, vertidos, lavados y cataplasmas (compresas, envolturas). En función de la sensibilidad y la habituación se realizan con diferentes temperaturas del agua, distintas duraciones y en zonas del cuerpo de distinto tamaño. Y se utiliza sobre todo el agua fría. El primer objetivo es generalmente el «estímulo», es decir, provocar una sensación caliente, agradablemente relajante del cuerpo con un aumento reactivo de la circulación de la sangre en la piel, lo cual debe producirse al cabo de unos pocos minutos después del estímulo frío.

Los tratamientos previos con calor sirven frecuentemente sólo para poder administrar con más intensidad el posterior tratamiento de frío.

La hidroterapia* está indicada para el tratamiento sintomático de dolencias agudas, pero sobre todo como una cura de varias semanas o como un elemento regular de la higiene diaria.

Fitoterapia

Hoy en día, la *European Scientific Cooperative on Phytotherapy* define los remedios vegetales como «productos utilizados con fines médicos, que como componentes contengan exclusivamente plantas, partes de plantas, productos vegetales o combinaciones de ellos de forma elaborada o no elaborada». La medicina naturista asume el interesante trabajo de comprobar y de volver a demostrar un amplio terreno de ideas con tradición, experiencias e indicaciones con los métodos modernos de la investigación clínica.

Hoy vivimos un momento importante para las plantas medicinales y su uso en fitoterapia, gracias a las investigaciones actuales y el descubrimiento de sus posibilidades, que son un verdadero tesoro para la salud. Por ejem-

* *Hidroterapia, la curación por el agua*. Dr. Frederic Vinyes. Ed. Integral (RBA).

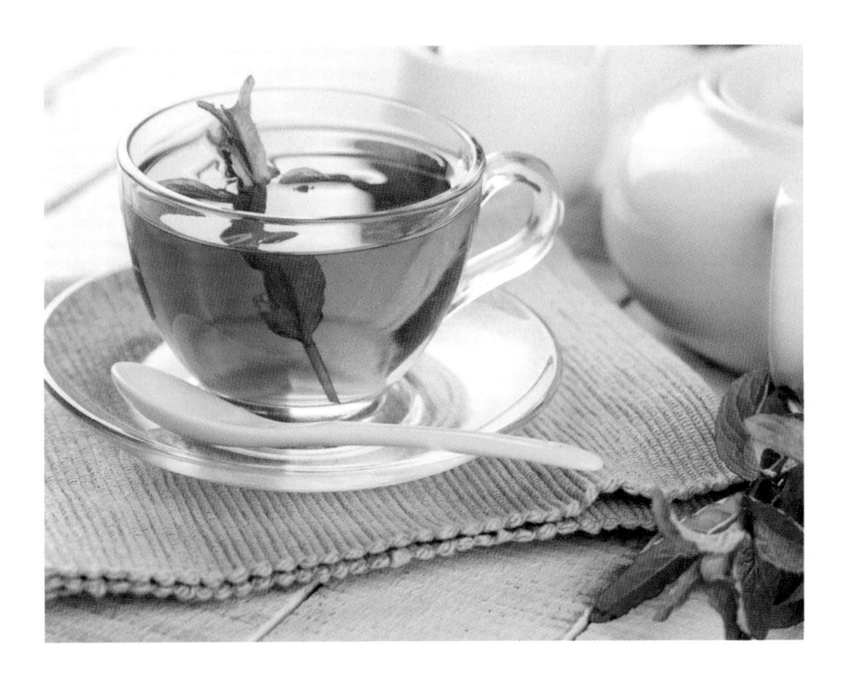

plo, los actuales estudios revelan excelentes resultados con plantas adaptógenas de la Medicina Ayurvédica o con plantas procedentes de la Medicina Tradicional China.

El placer de una buena tisana forma parte de todos estos recursos y aplicaciones de la medicina natural que se complementan muy bien con la Cura del Sirope de Savia y zumo de limón y a menudo aumentan su efecto.

Microbios y enfermedades

El respeto por los incuestionables esfuerzos y avances que la ciencia está logrando para restablecer la salud no deben cegar a nadie ante hechos tan evidentes como la relación del estado de nuestras defensas y el agente patógeno (se trate de un microbio, o de cualquier otro). Por ejemplo, cuando en invierno llega una epidemia de gripe, algunas personas la contraen y otras no. Así que podemos preguntarnos por qué ocurre eso: ¿Es debido al microbio, es decir, el agente? ¿O es más bien por la resistencia de las defensas del organismo de cada cual?. Cuestiones como éstas son las que se tienen en cuenta en medicina natural, una práctica que permite seguir, con la paciencia y el rigor necesarios, el estado de salud de forma individualizada y personalizada.

Como se sabe, en cualquier epidemia no todas las personas que entran en contacto con los microbios desarrollan la enfermedad. Es decir, que sólo queda afectada una parte de la población, mientras que la otra resiste a la infección porque las defensas de su sistema inmunitario impiden que los microbios sobrevivan; de ahí que sea tan importante tener en cuenta el estado de salud del organismo. Y precisamente por eso, llevar a cabo la Cura de Savia y zumo de limón de vez en cuando ayuda a desintoxicarnos y a fortalecer las defensas.

Nutrir las células

Las células no pueden desplazarse para buscar alimento, ni para eliminar los desechos hacia el exterior. Deben recibir ayuda, y ésta les llega gracias a los líquidos orgánicos, que actúan como transportadores.

Las sustancias nutritivas, como las vitaminas y los minerales, y también el oxígeno, son transportados en primer lugar por la corriente sanguínea y linfática, y después por los sueros celulares hasta su lugar de utilización: las células. Los desechos que éstas producen siguen el mismo camino, pero en sentido inverso, para abandonar el organismo.

La composición de estos líquidos se modifica de forma natural y constante, en función de la cantidad de nutrientes y toxinas. Así, una concentración demasiado elevada de toxinas o, al contrario, una carencia de nutrientes, puede generar cambios en nuestro sistema inmune y modificar las posibilidades de un buen funcionamiento de las células. De ahí que en medicina natural se considere que, cuando aparece un trastorno o enfermedad, es el estado de nuestras defensas lo que condiciona ante todo la aparición de los síntomas y no al revés. Por este motivo realizar de vez en cuando la Cura de Savia es de primordial importancia, porque estimula la eliminación de toxinas y a la vez facilita la absorción de los nutrientes.

Dicho de otro modo, cuando en el organismo se acumula una masa importante de residuos, las células quedan literalmente bañadas en una ciénaga que paraliza todos los intercambios y su tarea habitual. El oxígeno y las sustancias nutritivas llegarán a las células con dificultad y también tendrán problemas para eliminar los residuos.

Este exceso de residuos indeseables aparece porque los órganos no pueden hacer de forma eficaz su trabajo depurativo y pueden aparecer ciertos trastornos: hepáticos si el hígado está congestionado; pulmonares cuando las vías respiratorias están obstruidas; litiasis renal y cálculos cuando el sistema urinario está afectado, etc.

Las toxinas congestionan los órganos, envenenan las células y, al acumularse, dan lugar a un entorno propicio para el desarrollo de microbios que, a su vez, suelen causar complicaciones. Por eso las toxinas son perjudiciales para la salud. Un ejemplo de «toxinas» son el exceso de colesterol nocivo de baja densidad o el ácido úrico, pero también los aditivos alimentarios y fármacos (calmantes, somníferos, abuso de antibióticos...) o los productos usados en la agricultura (herbicidas, fungicidas, insecticidas y química de síntesis).

La Cura del Sirope de Savia es un auténtico «baño de salud» para las células

No es posible librar al cuerpo de las toxinas destruyéndolas, ya que simplemente se romperían en partículas más pequeñas y nuestro sistema inmunitario no estaría más limpio. Lo que se debe hacer es desembarazarse de ellas, ayudando al organismo a «hacer limpieza».

El cuerpo ya está equipado con órganos especializados en extraer los residuos de la sangre y la linfa (hígado, intestinos, riñones, piel y vías respiratorias), por lo que la base de la terapia consistiría en ayudar en esta eliminación, por ejemplo, realizando una o dos veces al año la Cura de Savia y zumo de limón. Ésta se puede reforzar mediante tratamientos tradicionales de medicina natural, como por ejemplo la estimulación de las zonas reflejas, quiromasaje, hidroterapia, fitoterapia, etc.

La depuración se caracteriza por un aumento de la eliminación de residuos por los emuntorios,* que debe ser visible por quien lleva a cabo la Cura: las materias eliminadas por los intestinos son más abundantes o la evacuación más regular; la orina aumenta de volumen y adquiere un color más oscuro por la mayor concentración de toxinas; la piel suda más abundantemente, y las vías respiratorias se liberan de los residuos coloidales que las obturan. Nuestro organismo vuelve a estar limpio y, por consiguiente, el estado general mejora y los trastornos van disminuyendo hasta desaparecer.

La función de los órganos de eliminación

Para el buen funcionamiento del organismo, el **hígado** es el órgano por excelencia que transforma las toxinas en un proceso que maravilla a los científicos y que finalmente las expulsa, junto con la bilis, hacia los intestinos. Los **intestinos** deberían vaciarse una vez al día y las heces deberían estar bien formadas, sin ser duras ni nauseabundas. La velocidad de tránsito de los alimentos a través de los intestinos también es importante: los alimentos deberían abandonar el cuerpo de 24 a 36 horas después de su consumo. Las heces duras y secas, malolientes y difíciles de expulsar, eliminadas cada dos o tres días o más, son signos de mala eliminación intestinal y, por tanto, de intoxicación del cuerpo a partir de los intestinos.

Los **riñones** eliminan alrededor de 1,5 litros de orina al día, si bien es una cifra orientativa, ya que puede ser superior. Hay que prestar atención si se da una orina diaria por debajo de 1,3 litros. La orina contiene a su vez un 3 % de urea y ácido úrico, 3 % y un 2 % de sales, el resto es prácticamente agua, excepto cierto número de residuos que sólo se pueden detectar mediante un análisis, y que en conjunto dan lugar al color amarillo y al olor típico. Una orina demasiado clara, sin color ni olor, o demasiado escasa

* Los emuntorios son todos los órganos, glándulas, conductos y tejidos que se encargan de filtrar y expulsar del cuerpo todo aquello que pueda resultar tóxico para la vida de las células.

denota una insuficiencia renal. La orina «fuerte», de color y olor intensos indica una intensa eliminación.

Por otro lado, las **vías respiratorias** son una vía de eliminación de residuos gaseosos (CO_2), por lo que no deberían estar obstruidas por residuos sólidos ni fluidos (moco y residuos coloidales, es decir, materia de tamaño submicroscópico que, de cierta forma, es de un tamaño mayor que los iones y las moléculas).

La **piel** es otro importante órgano de eliminación vital para la supervivencia. Recubre todo el cuerpo (es el órgano mayor de entre los que disponemos) y ejerce su papel de eliminación de desechos a través de la transpiración.

La base de un buen tratamiento consiste en limpiar el terreno y no sólo en hacer desaparecer los síntomas, por eso llevar a cabo la Cura del Sirope de Savia y zumo de limón para depurar el organismo, tiene la ventaja de que es muy efectivo, beneficioso y resulta cómodo y agradable.

Capítulo 10

Testimonios de consumidores de Sirope de Savia en el mundo

España

Bienestar. «Sufrí tras un accidente la extirpación del bazo y con ello numerosos problemas estomacales, tuve que plantearme un cambio profundo en mi alimentación; leí el libro del sirope de savia y decidí hacer el ayuno diez días. Empecé a notar un proceso verdaderamente depurativo, en el cual no sufrí cefaleas ni vómitos, pero sí dolores intestinales al expulsar los restos adheridos en mis intestinos en el séptimo día por la noche.

Mi bienestar se veía potenciado cada día que pasaba y se representaba en unos pensamientos muy positivos, la concentración se agudizaba en un prisma nunca jamás imaginado.

Es de vital importancia seguir, pero seguir sin saltarse ni un solo paso el manual que os brindan en formato de libro de bolsillo Madal Bal, suena a compinchito, pero a mí me quedo muy claro que con la salud de nuestro cuerpo no se juega y sirope como el de Madal Bal ¡no hay ninguno!». Javier Ten.

Menos dolor y menos alergia. «No es la primera vez que mi marido hace la Cura del Sirope de Savia, hace tres años estuvo 18 días, y en el 2005, una semana. Él es amputado transfemoral, y además de dejar de comer ha dejado el tramadol, que tomaba para el dolor del miembro fantasma (le duele el pie que no tiene). Ahora lleva 16 días de Cura. Los tres primeros días no se encontraba del todo bien, dolor de cabeza, cansancio, pero ahora se encuentra estupendamente, se le ha quitado la alergia asmática que tenía y le duelen menos los huesos, está más activo, con ganas de hacer cosas, y ha perdido 14 kilos.

Yo particularmente hice la dieta una semana y por mi experiencia propia, aparte de los cuatro kilos que me quité, notaba que se me caía menos el pelo y qué mis uñas brillaban mucho más, además de encontrarme más contenta y con ganas de hacer cosas. Un saludo y ¡¡gracias!!». OLGA.

Comer después de manera más saludable. «En el mes de noviembre de 2003, unas treinta y cinco personas nos adherimos al ayuno en contra del Trasvase del Ebro, que nos pasaron de Artieda, Jaca, Huesca y recogimos en Zaragoza. Mis compañero/as de ayuno lo hacían con caldos y frutas... yo con sirope de savia de Madal Bal.

En los análisis de orina que nos hacían cada tarde en la Federación de barrios a mí no me faltaba ni glucosa, ni tenía alteración de acetona... me encontraba contento, trabajando como siempre, con buena salud y perdiendo algún kilo que dejo siempre en el camino, cada vez que hago el ayuno con sirope de savia.

A los siete días, cuando entregamos a los delegados de Deltebre la clepsidra (símbolo del ayuno), mis compañeros/as en el escenario se comieron dulces, mientras yo no tenía necesidad, ni hambre y en el restaurante vegetariano, donde despedimos este ayuno singular, una sopa de jengibre y manzanas asadas fue mi primera comida sólida. Sin duda fue una hermosa experiencia, que recuerdo con alegría». MANUEL RONCERO.

Reposo y ejercicio, actividad y entusiasmo. «Mi experiencia con el sirope de savia ha sido fabulosa. El inicio del ayuno fue en el mes de agosto, cuando tengo menos trabajo. Los motivos no fueron tanto para perder peso, aunque perdí 5 kg sin buscarlo. Consideraba que quería darle un descanso a todo el sistema digestivo a la vez que a la mente y también eliminar las toxinas que había podido acumular durante el año. Sí que es cierto que los primeros tres días se produjo alguna sensación de pequeños mareos, pero pasó rápidamente y el bienestar, optimismo y sensación de claridad mental acompañaron todo el proceso de ayuno, que duró 15 días.

La sensación de hambre desapareció rápidamente. Incluso cada día que estaba tomando el sirope de savia me permitía darme un baño en el río, con lo que doy testimonio de que es perfectamente compatible realizar el ayuno con alguna actividad al aire libre sobre todo si el tiempo acompaña. Quiero recomendar esta Cura tan fabulosa a todo el mundo, ya que sufrimos de un exceso de alimentación y muchas veces lo que nos pide la naturaleza es descanso para poder recuperar el estado natural de nuestro organismo». JUAN CARLOS URREA.

Obesidad y colesterol. «Por el hipotiroidismo, engordé 35 kg (triglicéridos 1800, colesterol 311) y estaba al borde de un infarto. Decidí hacer la Cura, bajé los triglicéridos a 280, colesterol a 170. Hice la Cura 14 días, descansé 10 días, y luego continué otros 10 días más con la Cura. Perdí en total 20 kg, el hígado se reguló y volví a ser la de antes». NELA GARCÍA.

Descanso y depuración. «He realizado la Cura del Sirope de Savia 5 días y me he sentido muy bien, con ánimos para hacer muchas cosas durante el día. He perdido 2 kg en total y bastante volumen. Quiero volver a realizar la Cura en primavera ya que he sentido que mi sistema digestivo ha descansado y purificado las toxinas que tenía acumuladas desde hace tiempo». ANA SERRANO.

Una vez al año. «Mi experiencia con sirope de savia de Madal Bal ha sido fabulosa, he realizado la Cura durante 10 días y he perdido un total de 4 kg, me he sentido muy bien durante todo este período y no he pasado nada de hambre ni ansiedad por comer, cada año repito la Cura por ser beneficiosa para mi salud y poder así desintoxicar mi organismo de todo el año, es algo que todo el mundo debería realizar». JULIO GARCÍA.

Con experiencia. «Mi nombre es Juan Esteban y soy artista y profesor de instituto, hago yoga y meditación. Tengo 51 años. Quiero escribir unas líneas sobre el ayuno de sirope de savia y palma. Llevo casi ya 20 años realizando un ayuno anual. Como mínimo siempre han sido 10 días, el año pasado hice uno de 18 días durante las vacaciones de verano. Cuando hago este ayuno puedo realizar mis actividades diarias normales, pero todo se ralentiza, también el funcionamiento del cerebro y es agradable. Suelo perder unos 400 gramos al día y me va bien porque tengo tendencia a engordar, aunque cuido bastante mi dieta.

Hay personas que no hablan bien de este ayuno por el contenido en glucosa que tiene, pero no estoy de acuerdo, porque en la vida cotidiana y con una dieta normal se ingiere más glucosa. Para mí es muy importante seguir bien todas las instrucciones, el antes, durante y después... Especialmente el hecho de evacuar cada día y la salida y entrada en el ayuno. También es importante seguir con una dieta adecuada después de realizarlo. Por mi experiencia durante años me puedo permitir recomendar ardientemente este ayuno.

El limón tiene un fuerte efecto alcalinizante y eso da una sensación fuerte de estabilidad y tranquilidad. Al empezar el ayuno puede costar un poco el primer o segundo día, pero después todo es fácil.

Como anécdota he hecho el ayuno de viaje por Suiza y Noruega que son países muy caros y no veas la de dinero que me ahorré». JUAN ESTEBAN DE MERCADO.

Deportista. «Mi experiencia con la Cura del Sirope de Savia fue realmente sorprendente y efectiva. Decir que comenzaba la Cura con el objetivo de limpiar el organismo y rebajar unos kilos de más. Aunque me enfrentaba con cierto escepticismo sobre si podría aguantar el ayuno durante 9 días, debido al ritmo de vida como deportista, enseguida pude comprobar cómo no tan sólo no pasaba factura, sino que además era del todo ameno, pues ni llegué a pasar hambre (te sacia por completo) ni tuve la tentación de "atracar" la nevera a media noche en un ataque de ansiedad por llevarme algo sólido a la boca. Finalmente conseguí el objetivo, perdiendo 9,8 kg desde el inicio. Después, según lo previsto, recuperé casi 2 kg.

Recomiendo esta Cura tanto para limpiar nuestro organismo como para bajar esos quilos de más. Destacar la importancia de llevar además una dieta sana y equilibrada acabada la Cura de Sirope. Todo ello lo podéis encontrar en el libro que venden en vuestro establecimiento habitual». JAUME NAVARRO.

Testimonio en formato agenda. FRANCESC MORO, *Barcelona*.

Día 1. Empiezo por la mañana, muy expectante y con férrea voluntad, la preparación exacta + la infusión. Me paso con la pimienta de Cayena. Bien durante la mañana y mediodía. A la tarde, ligera crisis psicológica por el hambre, pero se supera bien. Todo el mundo me quiere invitar a entrecots, hamburguesas, etc.

Día 2. Hoy mejor, pero con hambre psicológica. No me cuesta dominarla.

Día 3. Hoy sigo mejor, con hambre psicológica. No me cuesta dominarla.

Día 4. Todo bien, subo las escaleras de 3 en 3 escalones. Hoy se come en la empresa, bocadillos tipo baguette de jamón, butifarra, queso, etc. más pastas, donuts y tal. Lo domino perfectamente y yo sólo tomo mi preparado, ante la cara de sorpresa –y envidia– de todos.

Día 5. Ya no tengo sensación de hambre entre horas. Sigo con el preparado y noto como si estuviera desintoxicado.

Día 6. Todo son mejoras. Estoy de muy buen humor, me siento ligero y jovial. Con la ducha diaria basta y en ningún momento noto –o notan– malos olores por la expulsión de toxinas.

Día 7, 8 y 9. Todo perfecto, sigo con el preparado y muy bien.

Día 10. Todo perfecto, sigo con el preparado y muy bien. Vuelvo a utilizar varias prendas de vestir que no podía utilizar. Me siento exultante y orgulloso de haber conseguido algo que, a priori, parecía imposible.

Día 11. Tomo, casi con pena, menos dosis del sirope y empiezo con zumos de naranja y de verduras suaves, bien. Me fastidia un poco la preparación de todo, cuando antes era muy rápido.

Peso inicial: 98 kg

Peso final: 93 kg

Conclusión. Como conclusión, creo que la clave no está tanto en seguir la dieta a rajatabla y ya está, sino en entender que los hábitos para el día después han de ser más saludables y sostenibles con uno mismo. Si combino periódicamente la dieta con deporte y unos sanos hábitos alimenticios, creo que podré mantener el peso controlado y una mejoría en todos los aspectos. En resumen, puedo afirmar que me ha ido muy bien.

Argentina

Grasas y largas caminatas. «Durante años traté de liberarme de 7 kilos de grasa superflua, en vano. Pero con esta Cura bajé en poco tiempo. En los primeros cuatro días reduje mi exceso de peso. En los siguientes cuatro días me deshice de otros kilos de grasa engorrosa. Ahora estoy sólo un 2 % por encima de mi peso normal y me acerco con gusto y alegría a mi peso ideal.

Yo no tuve ningún problema. Me sentí por el contrario mejor y con mayor capacidad de rendimiento. En los primeros cuatro días recorrí con mi mujer a pie más de cien kilómetros. Lo sorprendente era que por la noche no estaba cansado (como antes después de tales excursiones), sino que me sentía igual de despierto y ágil que por la mañana al salir. No sentí hambre.

Estoy sencillamente entusiasmado. Antes de empezar la Cura era muy escéptico, pero ahora la recomiendo a todo el mundo. ¡Hay que probar por sí mismo, sin tener prejuicios! También mi estado de salud general ha mejorado mucho y me he vuelto un hombre equilibrado. Además, la Cura tiene en mí un efecto secundario valioso. Agudizó mi conciencia en lo que se refiere a la alimentación y me motivó a cambiarla. Ahora tomo más productos naturales y menos carne y salchichas y también menos cigarrillos y cerveza. Siento que mi cuerpo se ha desintoxicado y purificado y no quiero envenenarlo de nuevo». EDUARDO.

Perder peso sin problemas. «Me sentí generalmente muy bien. Normalmente estoy pálida, pero durante la Cura tenía las mejillas sonrosadas, a pesar de que estaba perdiendo peso, y mi cabello y mi piel ¡nunca habían sido tan bellos! Perdí siete kilos, aunque no seguía las instrucciones muy estrictamente». ANDREA.

Sin dolor de cabeza. «Desde mucho tiempo atrás me trataba de dolores reumáticos que me daban fuertes dolores de cabeza. Gracias a esta Cura ya no tengo dolor de cabeza. He perdido peso y me siento estupendamente. ¡Es una lástima que no sea más conocida!». ALBERTO.

Vida normal. «Estoy totalmente entusiasmado y me siento muy bien. Los dolores que había tenido en el bajo vientre desaparecieron. Durante toda la Cura iba a diario al gimnasio e hice también mi trabajo normal. Me sentí tal vez un poco más cansado, pero pude dormir mejor». GUSTAVO.

Adelgazar para gente mayor. «Estoy jubilado, soy bastante gordo, e hice la Cura durante diez días con ocho vasos al día. ¡Perdí diez kilos en diez días! Para mí, esto es un éxito increíble. Una cura que puedo recomendar a todo el mundo». SEBASTIÁN.

Sensibilidad y percepción del cuerpo. «Observé la vida y el cuerpo humano desde otro punto de vista. Mi sensibilidad y mi receptividad aumentaron mucho y espiritualmente es una ayuda casi imprescindible. La respiración, el movimiento, las sensaciones y las partes del cuerpo pueden apreciarse a veces como una cosa única. Para mí la Cura fue muy satisfactoria y seguramente la haré pronto de nuevo». JORGE.

Úlcera de estómago. «Llevaba seis años tratándome una úlcera de estómago que me hacía sufrir mucho. Después de esta Cura, ya no sé lo qué es eso. Me siento en plena forma. Muchas gracias por habérmela hecho descubrir; hablaré de ella a mis amigos». SERGIO.

Autoestima. «Me pasó todo lo que dice el librito: lengua blanca, pérdida de peso, etc. Pero lo mejor, más allá de los kilos, es que física, mental y espiritualmente me sentí mejor que nunca. No te cansas, no tienes somnolencia, refuerzas la voluntad, la autoestima… Después del sirope de savia Madal Bal sientes que puedes superar muchas cosas». LUCÍA.

Dejar de fumar. «Hoy sábado estoy en mi segundo día y la estoy llevando súper bien, ayer tuve un día súper activo y sin necesidad para nada de comer. Ésta es ya la cuarta vez que sigo la Cura y cada vez que la hago se me hace menos pesada. La primera vez la hice para bajar unos kilitos, pero a medida que pasaban los días me di cuenta que es mucho más profundo, las sensaciones de bienestar y vitalidad seguidas de seguridad y confianza son realmente por las que vale la pena hacerla, experimentar momentos en los cuales uno se encuentra consigo mismo, realmente vale la pena.

Lo bueno y por lo que le estoy agradecido al sirope de savia Madal Bal es que me hizo dejar el cigarrillo. No tengo ni la más remota necesidad psicológica de prenderme uno, es maravilloso, y había estado fumando durante casi 9 años». DANIEL.

Ánimos. «Nunca estuve tan activo. Me siento de veinte años y tengo cuarenta y uno. Estoy bárbaro. Buenísimo el sirope y la atención que brinda esta gente. 100 % recomendable. Saludos a los que saben de lo que escribo y un aliento a los que quieran sentirse realmente bien». SIMÓN.

La buena comida. «Seguí haciendo la dieta con el sirope de savia Madal Bal reemplazando dos comidas por el preparado y cuidándome con lo que como, y sigo bajando peso, además no te da ganas de comer comida basura, como que el estomago y la mente (especialmente) ya han aceptado que la mejor comida es la buena y sana; no las hamburguesas». SANDRA.

Evitar enfermedades con la alimentación. «Es como que el organismo está todo limpio y más sensible y te das cuenta las reacciones del cuerpo según lo que comas, eso me llevó a tratar de comer más sano, luego de realizar la Cura adapté a mis hábitos la forma de alimentación ayurvédica y es muy recomendable ya que no sólo aprendes de otra cultura, sino que el objetivo es evitar enfermedades a través de la alimentación. Estoy muy contenta». PATRICIA.

Café. «El cuerpo se acostumbra, yo ahora casi no tomo café y antes podía tomarme un termo entero sin problemas, es increíble». SANDRA.

Ayudando a los amigos. «Hice esta Cura tres veces, acompañado en la primera por alguien que me ayudó como hoy lo hacen; lo mejor que me ha sucedido fue animando y ayudando a muchos amigos y conocidos que dudaban… hoy ellos también ayudan a otros». ROBERTO.

Detox. «Me ha ayudado mucho a desintoxicarme; y cuando digo desintoxicarme hablo de una dependencia terrible a drogas varias. Vivir limpia es mejor». MARIELA.

Otros países

Adelgazar con más vitalidad. «¡La Cura "Neera Detox" ha cambiado mi vida! (*N. del E.: "Neera Detox"* es el nombre de la Cura de Savia y zumo de limón en Asia). He probado todo tipo de dietas, voy al gimnasio varias veces a la semana y nada ha funcionado tan bien como la Cura. Durante los últimos dos meses he hecho la Cura completa dos veces durante 3 días, continuando después con la semicura por la noche. He perdido 5 kilos y creo que desde mi adolescencia no me veía tan bien. Con muchos otros programas de dietas me solía sentir cansada y de mal humor, pero con la Cura es diferente. Empecé para perder peso, pero el propósito ya no es sólo el peso; siento que me estoy regenerando desde adentro, no recuerdo haber sentido esta vitalidad, incluso mis problemas de estreñimiento han desaparecido, me siento más integral, mi piel brilla y tengo más energía y determinación para llevar a cabo bien las cosas. Felicidades por la Cura». B. GOH, *Singapur*.

Perder peso cómodamente. «He hecho la "Lemon detox cleanse" con el sirope de savia (*N. del E.*: es el nombre de la Cura de Savia y zumo de limón en Australia) durante una semana y perdí bastante peso. Estoy muy contenta, es la primera dieta que me ha funcionado de verdad y es muy efectiva. Y lo mejor es que casi nunca tenía hambre.

¡Recomiendo mucho la Cura para cualquiera que quiere desintoxicarse, perder peso y sentirse bien! TIA TAMAPUS, *Australia*.

Con cierta frecuencia. Me encontré con su libro sobre la Cura de Savia y zumo de limón hace un año y medio. Estoy encantado con este programa de desintoxicación que repito cada seis meses. Lo he recomendado a varios amigos y también están encantados con los resultados. E. H. ZURICH, *Suiza*.

Una buena caminata. Durante muchos años traté de perder 8 kg sin resultado. Con la Cura de Savia y zumo de limón he perdido 9 kg. No tuve ningún problema durante la dieta. No sentía hambre ni sed y caminaba con mi esposa 7 km cada día. Estoy encantado. Yo era escéptico sobre el programa, pero ahora lo recomiendo a todo el mundo. **Sr. E. V.** (45 años) *Múnich, Alemania.*

Sin «efecto yo-yó». Perdí 5 kg con la Cura de Savia y zumo de limón hace dos meses y no he recuperado nada de peso. **J. K.** (56 años) *Verona, Italia.*

Autodescubrimiento. No es fácil, pero muy gratificante. La pérdida de peso es muy bienvenida, pero no es el motivo principal, es la autodisciplina, el descubrimiento de lo poco que se necesita realmente. El cuerpo está recibiendo la mejor ayuda posible en su proceso de esta autolimpieza. Y al final estará preparado para disfrutar de la comida sana de nuevo. **Sr. P. H.**, *Gran Bretaña.*

Liberación personal. He hecho diez días de The Lemon Detox Diet (*N. del E.*: es el nombre de la Cura de Savia y zumo de limón en Gran Bretaña) y lo he disfrutado enormemente. Me sentí muy bien cuando había terminado –nada de antojos. Realmente no fue muy difícil… ¡Es muy liberador, poder vivir felizmente con poca comida sólida! **Sra. C. Dumfriesshire**, *Gran Bretaña.*

Experiencia y bienestar. Mi madre y yo hicimos *The Lemon Detox Diet* (La Cura de Savia y zumo de limón) de cinco días y encontramos que la experiencia nos hizo sentir maravillosamente, aunque los tres primeros días fueron un poco duros… Esperamos poder hacer una desintoxicación cada tres o cuatro meses, sólo porque nos sentimos en forma y saludables, tanto por dentro como por fuera. Mi madre y yo practicamos yoga y ejercicio regularmente y descubrimos que teníamos mucho más entusiasmo por realizar estos ejercicios. Teníamos la sensación de estar ganando en bienestar. **Sra. W. Teeside**, *Gran Bretaña.*

Capítulo 11

Consejos de profesionales que recomiendan la Cura con Sirope de Savia y zumo de limón en todo el mundo

Existe una serie de médicos, naturópatas y terapeutas en todo el mundo que aplican la Cura con Sirope de Savia y zumo de limón (Neera) como una práctica particularmente efectiva de ayuno y depuración. Desde toda Europa y Norteamérica (EE. UU. y Canadá), pasando por Asia y Australia.

En España

A mis noventa años llevo realizando la Cura del Sirope de Savia con frecuencia ya que lo considero imprescindible para depurar el organismo. Mi alimentación ya es vegetariana desde hace 40 años, pero aun así acostumbro a ayunar por cortos períodos de tiempo; a veces son tres o 5 días y en estos ayunos el sirope me ayuda a mantenerme en armonía con mi cuerpo sin pasar crisis curativa. Recomiendo el Sirope de Savia a las personas que llevan una alimentación tóxica para que les ayude en su desintoxicación y recuperar su salud tanto física como espiritual. María Zurita, naturópata (Barcelona)

Como profesional de la salud llevo muchos años recomendando a las personas el ayuno con Sirope de Savia con mi propia experiencia llevando a cabo el ayuno completo de 10 días, y muchos clientes han seguido mi consejo con muy buenos resultados y han vuelto a practicar el ayuno cada cambio de estación.

Mi experiencia. Soy lacto-ovo-vegetariana y cuando inicié la Cura pensé que no podría seguir hacía adelante pero el segundo día me encontraba mucho mejor que ingiriendo alimentos, adelgacé 4 kg. Mi peso no es excesivo pues oscila entre los 60 o 62 kg y mido 1,65 cm, pero la verdad es que empecé a encontrarme con más energía, la piel muchísimo mejor con menos aspecto de cansancio y sin pasar nada de hambre. Es un método fantástico para dar reposo a nuestro organismo, una limpieza estupenda para nuestros riñones e hígado, yo lo recomiendo a mis clientes y la verdad es que la gente está muy satisfecha con los resultados obtenidos. Esta cura es fantástica para las personas que tienen alguna adicción y quieren dejarla ejemplo: fumar, alcohol, dulces etc.

Os voy a contar tres casos de clientes míos que les he recomendado la Cura:

Mi hermana Mercè, también lacto-ovo-vegetariana, le ha ido muy bien por problemas de salud, su hígado no le trabaja bien y con esta Cura le ha ido mejorando el cansancio, el tono de la piel, la grasa corporal (ha disminuido en algunas partes del cuerpo). Cuando terminó la Cura de los diez días adelgazó 8 kilos y durante la Cura parecía que iba flotando. Al finalizar no tenía tantas ganas de comer, sentía menos ansiedad, por estos motivos ha continuado haciendo la Cura semiayuno.

Un joven adolescente con sobrepeso: Su padre vino a consultarme si su hijo podría hacer la Cura del Sirope de Savia, porque quería perder peso y quitarle la ansiedad. La Cura la ha hecho de semiayuno, comiendo solamente al mediodía verdura y los resultados han sido muy buenos. El padre me ha explicado que ha perdido 8 kilos y no tiene tanta ansiedad, además se encuentra más ágil y más motivado para seguir cuidándose, haciendo de vez en cuando la Cura del semiayuno.

Otra clienta profesora de yoga quería hacer una depuración, me preguntó y le recomendé la Cura del Sirope de Savia. La hizo durante 10 días, el resultado fue muy satisfactorio, explica que antes de iniciarla se sentía cansada y su piel tenía un tono amarillento incluso se le caía el cabello. Al terminar la Cura le ha dejado de caer, ha mejorado el tono de piel y el cansancio ha desaparecido; y lo mejor de todo es que se lo ha recomendado a sus alumnos de yoga. MARI CARMEN PARREGA, NATURÓPATA (BARCELONA)

Recomiendo el Sirope de Savia como depurativo en casos de personas que han sido tratadas con mucha medicación alopática y sienten molestias digestivas, halitosis, dificultad en digerir las grasas. Se aconseja 10 días de sirope con ayuno completo e infusiones laxantes para una óptima depuración. Si aparecen jaquecas o migrañas (normalmente en los tres primeros días) se acompaña de Cobalto en oligoelemento. Al terminar la Cura, las molestias digestivas y jaquecas han desaparecido, hay más vitalidad y el aspecto de la piel ha mejorado notablemente.

En personas con mucho estrés, exceso de actividad, que no tienen tiempo de sentarse a comer y picotean cualquier cosa, sienten necesidad de comer dulces... Aunque estén agotadas, de momento no están en condiciones de poner orden a su vida. En estos casos aconsejo la Cura del Sirope de Savia, infusiones de té verde con menta (normalmente son adictos al café y a la coca-cola) y necesitan este «punto» estimulante. También recomiendo que coman 1 kg de manzanas, porque sentirán necesidad de masticar.

Al no tener que cocinar y no ser necesario un horario regular de comidas, les es relativamente fácil seguir la Cura.

En general al terminar la Cura, 10-12 días, se sienten con más energía, la ansiedad a los dulces ha desaparecido, se han «desbloqueado» a nivel emocional y aceptan unas normas dietéticas adecuadas a su actividad diaria.

También es muy recomendable en inicio de dietas de control de peso, en mitad de ellas cuando hay bloqueo y no se sigue perdiendo o cuando hay que perder esos 2-3 kilos de más, después de vacaciones o navidades.

En estos casos aconsejo un semiayuno: **Desayuno**, media mañana y tarde: un vaso de Sirope de Savia, una infusión y una manzana. Una hora antes de la comida y la cena: un vaso de Sirope de Savia. **Comida:** Verdura al vapor y pescado a la plancha. Infusión. **Cena:** Sémola de verduras y un yogur de soja. Infusión.

Esta dieta la mantengo de 10 a 15 días. Se consigue controlar la ansiedad, perder líquidos retenidos y perder esos 3 kg de forma rápida, lo que motiva a seguir la dieta y conseguir los objetivos fijados, ya que no hay «efecto yo-yó», no se recuperan después. TERESA SALVADOR, FITOTERAPEUTA (BARCELONA)

Llevo varios años utilizando el Sirope de Savia como elemento indispensable para la depuración en la mayoría de pacientes, siempre antes de seguir un posterior tratamiento, y los resultados son absoluta e indiscutiblemente extraordinarios, manifestando éstos una reacción en los mismos mucho más eficaz que en los casos en los que no se ha incorporado el Sirope de Savia como elemento depurativo.

Por otra parte, cabría destacar los importantes resultados obtenidos en patologías muy determinadas, como quistes y tumores que desaparecieron con prolongados tratamientos con la Cura de Savia y zumo de limón combinada con otras terapias. JOSÉ RAMÓN LLORENTE, NATURÓPATA (VALENCIA)

Mi interés por el extracto de la savia del arce se remonta a la década de los sesenta. En aquella época investigo, junto con otros terapeutas, médicos macrobióticos y naturistas, edulcorantes de simulación no pancreática.

De todos los productos experimentados el que mejor resultado nos aportaba, junto con las maltosas de cereal, era este extraordinario «sirope canadiense».

Hoy en día, tras la aplicación prolongada de la excelente mezcla de los siropes de arce y de palma, aparte de su aplicación como edulcorante, he podido apreciar sus cualidades como depurativo y complemento vitamínico y mineral de un potencial energético excepcional.

Es por este motivo que prescribo el Sirope de Savia con frecuencia, con resultados exitosos, en casos de anemia y en general en estados depresivos del organismo. También como revitalizante y complemento en la alimentación infantil y juvenil.

Otra de las aplicaciones importantes del Sirope de Savia, estriba en su capacidad de prevenir enfermedades, asociado a extractos de plantas específicas como la equinácea o el tomillo. En este punto se podrá conceptuar como importante activador del sistema inmunológico.

En casos en los que, por razones de voluntad o rechazo, una persona no es capaz de realizar una dieta depurativa como la Cura de Savia y zumo de limón, se consiguen también buenos resultados, que aunque más lentos no por ello son menos efectivos, sustituyendo durante un mes, una o dos comidas principales (desayuno-comida-cena) por una o dos tomas de sirope con limón y una pequeña cantidad de cayena o de raíz de jengibre.

Por todo lo expuesto, considero el Sirope de Savia como un verdadero aliado de todos los amigos de la salud. JOSÉ M. VILLAGRASA, NATURÓPATA (BARCELONA)

El sirope de savia es uno de los mejores productos totalmente naturales y que, siendo un alimento-complemento, es a su vez un poderoso depurativo de las toxinas del organismo.

Este preparado combinado alimenticio aparece en casi todos los tratamientos que prescribo. NÉSTOR RODRIGO, NATURÓPATA (TUDELA)

Conozco el Sirope de Savia desde hace doce años, lo uso en dietas depurativas, ayunos y como complemento nutricional. Todos conocemos los poderes terapéuticos del ayuno, mi experiencia es que con el apoyo del Sirope esta terapia resulta más eficaz, la persona se siente más confortada y el ritmo diario se soporta mucho mejor.

A nivel depurativo apuntar que el sirope actúa a nivel renal eliminando los residuos tóxicos y metabólicos aumentando la diuresis y restableciendo el equilibrio energético del riñón, dándole reposo.

He observado que a nivel linfático se produce una mayor eliminación, tanto del líquido sobrante en el organismo, como el aumento de la resistencia del sistema inmunitario.

Tras un período de dos a tres días, la persona experimenta un aumento del tono vital y muscular.

Conviene observar el funcionamiento intestinal, procurando que en ningún caso se produzca estreñimiento intestinal. Normalmente durante la Cura se movilizan las paredes intestinales como efecto del incremento de la ingesta de agua y los hidratos de carbono que aporta el Sirope. A la vez se produce una renovación de la flora intestinal y muchas de las toxinas adheridas en la pared intestinal se evacuan sin dificultad durante la Cura, mejorando la absorción intestinal, la vitalidad de nuestro cabello y la piel.

Como complemento alimenticio, destacar que el Sirope aporta los nutrientes necesarios para compensar las carencias que se producen en nuestras dietas actuales, estando muy indicado en astenias, dificultades en el crecimiento, mantenimiento del tono vital en ancianos y demás estados carenciales.

Para los niños es un complemento ideal, tanto por su sabor agradable como por su aporte calórico y nutricional, pudiéndolo utilizar en postres, desayunos, meriendas, etc.

En cuanto a su uso en el deporte, es un carbohidrato excelente para mejorar el rendimiento, para no desvitalizarnos tras un ejercicio duro y tomándolo después del ejercicio con limón, restablece el nivel de glucosa y los valores isotónicos, evitando los molestos calambres y posteriores agujetas.

En el caso de utilizarlo como ayuno terapéutico, es necesario que un profesional nos valore nuestro organismo, nuestras carencias, nuestro tono vital que nos oriente como utilizarlo adecuadamente, y sobre todo que nos acompañe en el proceso terapéutico. MYRIAM HIDALGO, NATURÓPATA (LOGROÑO)

La Cura del ayuno con el Sirope de Savia y zumo de limón puede considerarse verdaderamente revolucionaria, sobre todo si lo contemplamos desde una perspectiva auténticamente naturista.

Lo novedoso del método no está en el ayuno en sí, ya conocido desde la antigüedad, sino en la introducción de este extraordinario producto que es el Sirope de Savia combinado con el limón.

Los naturistas siempre hemos tenido en gran estima y valoración la Cura por el ayuno, considerándolo una depuración y regeneración a nivel intracelular de todo el organismo. Para que cumpla este propósito y sea por tanto verdaderamente eficaz, tiene que llevarse a cabo por lo menos durante un período de tiempo no inferior a diez días.

En los casi veinticinco años que llevo ejerciendo la naturopatía, no había conseguido que ninguno de mis pacientes llevara a cabo un ayuno más allá de tres días. Realmente no es fácil para una persona no introducida en este tema que esté dispuesta a semejante aventura. Naturalmente que me estoy refiriendo al ayuno absoluto. Porque ayunar en su sentido más estricto, significa la total abstinencia de alimentos; y es aquí precisamente donde radica la gran dificultad. Es por esto que no he dudado en afirmar que el ayuno realizado con ayuda del Sirope de Savia y limón constituye un método revolucionario.

Nutrientes. Teniendo en cuenta mi experiencia personal y la de mis pacientes, la Cura del ayuno con el Sirope de Savia y limón puede constituir una aventura muy interesante e incluso placentera.

El hecho de que una persona después de diez, catorce o más días pueda sentirse llena de vitalidad y sin haber dejado sus ocupaciones habituales, demuestra que, verdaderamente, el Sirope de Savia contiene todos los principales nutrientes. Es precisamente por esto que podemos ahora, llevar a cabo ayunos muy prolongados sin que ni el cuerpo ni la mente sufran lo más mínimo, obteniéndose así los extraordinarios efectos depurativos de cuerpo y mente, así como la consiguiente pérdida de los depósitos grasos y otras sustancias tóxicas.

La importancia del ayuno. Se comprende por el hecho de que actúa en la raíz misma de toda patología funcional y orgánica. Ya el padre de la medicina, Hipócrates (siglo v a. C.) decía en uno de sus aforismos que «la impurificación humoral es la causa de todas las enfermedades». Así pues, no debemos extrañarnos de que, con un ayuno suficientemente prolongado, gracias al Sirope de Savia y limón se consigan resultados tan extraordinarios.

Sin una alimentación sana no puede haber salud. Debido a los malos hábitos alimentarios, una mayoría de personas sobrecarga su cuerpo, produciéndose gran cantidad de sustancias residuales (toxinas) que los órganos emuntorios de eliminación no son capaces de eliminar.

Volviendo a Hipócrates, en otro de sus aforismos dice: «En los acrecentamientos mórbidos, debe suprimirse la alimentación; se provoca un gran mal si se sigue comiendo. Cuanto más se nutra un cuerpo cargado de humores, más aumenta el mal».

Los beneficios de un ayuno suficientemente prolongado son incalculables, habida cuenta que afecta favorablemente a todos los mecanismos que integran el ser humano, es decir: el plano físico-energético, emocional, mental y espiritual.

Desde muy antiguo la ayuno-terapia ha sido practicada por todas las culturas. «La oración y el ayuno» son recomendados por todas las religiones como medio de autocontrol, autodisciplina y purificación física y mental.

Sin efectos secundarios nocivos. En la Cura con el Sirope de Savia y limón se cumple uno de los preceptos hipocráticos más importantes, el que dice: «Primum non nocere» (lo primero es no perjudicar). En la Cura con el Sirope de Savia y zumo de limón no se producen efectos secundarios como ocurre inevitablemente con el uso de fármacos, produciéndose en muchos casos las llamadas enfermedades iatrogénicas.

Sistema inmunitario. El ayuno produce una exaltación de las defensas orgánicas (vis medicatrix o poder autocurativo) potenciando el sistema inmunitario, quedando el cuerpo, por consiguiente, mejor protegido contra las infecciones. Al quedar en reposo todos los mecanismos propios de la digestión y asimilación (anabolismo), la energía fluye en sentido centrífugo (catabolismo), favoreciéndose de esta manera el proceso de eliminación de los residuos.

El limón, la fruta más pura y con mayor poder purificador, contribuye decisivamente a disolver y eliminar toda clase de flemas, humores viscosos, grasa superflua y cualquier otra sustancia morbosa. Aparte del poder de disolver y eliminar toda clase de materias de desecho, el limón tiene otras muchas propiedades, tales como: cicatrizante, desinfectante, hemostática, bactericida, alcalinizante, antiinfeccioso, etcétera.

Más lucidez. Dice Héctor Durville: el intoxicado piensa y siente a través de sus toxinas. Así se comprende por qué después de una cura de purificación a nivel intracelular, así como de las neuronas cerebrales, la persona se siente más lúcida, tranquila y armonizada en su conjunto. Y es este equilibrio psicofisiológico y mental que conduce al estado natural de armonía, que caracteriza y es expresión de un estado de perfecta salud.

Después de una Cura con el Sirope de Savia y limón se produce una predisposición natural a un cambio favorable en los hábitos alimentarios. Habría que aprovechar esta circunstancia para erradicar definitivamente los viejos hábitos erróneos que llevaron a perturbar el estado natural de salud con el firme propósito de no continuar con esos mismos errores. Si a esto añadimos una actitud mental positiva, la Cura de Sirope de Savia y limón tendrá las mejores garantías de éxito. LUIS JUAN MOMPÓ, NATURÓPATA (BARCELONA)

Sin fatiga. Puesto que con la Cura con sirope de palma, sirope de arce y zumo de limón se suministran todos los elementos vitales, vitaminas y suficientes nutrientes, la Cura se podrá realizar sin la sensación de cansancio y fatiga habituales.

A diferencia de otros programas de desintoxicación, la conducción de vehículos se puede llevar a cabo sin problemas, ya que no suele aparecer variación de tensión arterial, y si la hay es muy leve. Recomendamos, sin embargo, para pasar los primeros días de transición (del día 1 al 3 de la Cura) intentar llevar una vida muy tranquila. En estos días puede aparecer dolor de cabeza, malestar emocional leve o se podrían reactivar enfermedades crónicas. El 4.º día suelen desaparecer estos síntomas y uno se puede mover libremente.

La pérdida de peso. Dependerá en gran medida del peso con el que se haya iniciado la Cura. En casos de sobrepeso la habitual reducción es de 5 a 9 kg dentro de la Cura de 14 días. De éstos, alrededor de 2 a 2,5 kg son líquidos, que después de la Cura se recuperarán lentamente.

La elevada reducción de peso se atribuye al efecto desengrasante del zumo de limón, y a pesar de las grandes cantidades de zumo de limón (por su combinación con el sirope) lo toleran incluso personas con estómago sensible o personas sensibles al ácido.

El efecto purificador del tratamiento es profundo (confirmado por análisis de laboratorio), y así lo confirman los propios pacientes (por ejemplo, se solucionan sinusitis crónicas, catarros bronquíticos, infecciones de adenoides, problemas de piel, etc.). DR. FRITZ HEMMERICH, MÉDICO JEFE DEL CENTRO ERIDANS (TENERIFE)

En otros países

Como terapeuta, naturópata y particular tengo experiencia con diferentes métodos de curas de ayunos. Conocí la Cura con Sirope de Savia y zumo de limón (Neera) hace unos 10 años. Éste es el preparado más fácil y sabroso de beber que conozco y yo misma lo consumo.

Unos pocos vasos al día. Todo anhelo por dulce o salado quedan apartados y con máximo 12 vasos (generalmente son suficientes de 4 a 6) en los primeros días uno se suele quedar satisfecho. Los típicos síntomas de fatiga y cansancio durante la Cura de ayuno quedan en este caso claramente reducidos y se puede seguir trabajando sin encontrarse débil.

Durante una cura de tres semanas con Sirope de Savia (Neera) hago un trabajo físicamente exigente al ser profesora de masajes ayurvédicos y de yoga. Un muy buen complemento sería un masaje corporal completo ayurvédico, con aceites esenciales de hierbas (apoyan la depuración), también son un buen complemento unas clases de Yoga para renovar la energía vital. BIRGIT FELÍZ CARRASCO, NATURÓPATA, TERAPEUTA DE AYURVEDA (ALEMANIA)

Fácil, agradable y de buen sabor. He probado la Cura personalmente y la receto también en mi consulta. Tiene un sabor muy agradable y se puede llevar a cabo fácilmente de 5 a 10 días. Esta Cura se puede recomendar a una amplia gama de pacientes.

El ayuno ha sido durante mucho tiempo una parte importante en la investigación dentro del enfoque naturopático para que el cuerpo utilice sus propias fuerzas para curarse. Cuando se ayuna descansa la digestión, se promueve la desintoxicación y se fortalece el sistema inmunológico.

En la naturopatía se utiliza el ayuno tanto en infecciones agudas como enfermedades crónicas acompañadas de estreñimiento. La Cura del Sirope de Savia y limón es coherente con los principios ayurvédicos y aporta al cuerpo nutrientes de forma equilibrada. La mayor parte de los adultos pueden practicar la Cura 1 o 2 veces al año. JANINE LEACH, NATURÓPATA, OSTEÓPATA (GRAN BRETAÑA)

Energía y homeopatía. Incluso cuando se utiliza la Cura con Sirope de Savia y zumo de limón (Neera) para sustituir una comida al día nos puede llevar a una pérdida de peso saludable y estable. Al mismo tiempo se obtiene un nivel estable de energía para hacer frente a las exigencias de la vida. Además, funciona muy bien en combinación con homeopatía cuando uno quiere optimizar su salud. DRA. ELIZABEH ADALIAN, MÉDICO HOMEÓPATA (GRAN BRETAÑA)

Fortalecer el hígado. Muy útil para iniciar un cambio de dieta e integrarlo de forma permanente en el estilo de vida de un paciente. Una buena manera de eliminar toxinas y desechar los malos hábitos. Se facilita la curación, y se fortalece el hígado (donde se depositan los venenos que no son excretados por el riñón). TREVOR GUNN, HOMEÓPATA (GRAN BRETAÑA)

Descanso digestivo. He utilizado la cura de depuración en cientos de pacientes, con unos resultados excepcionales. La Cura es evidentemente una manera excepcional de dejar descansar el sistema digestivo para que otros tratamientos adicionales puedan ser mucho más eficaces. Si Ud. está en el ámbito de la salud, esta Cura no le va a decepcionar. DR. JEOFF DROBOT, JEFE MÉDICO EN NATUROPATÍA (CANADÁ)

Como profesional naturópata llevo tratados muchísimos casos con sirope de savia con experiencias positivas muy variadas.

Lo prescribo más como desintoxicante que como adelgazante, pero consigo las dos cosas. En desintoxicaciones es el 99 % efectivo y como pérdida de peso, está entre 1 y 8 kg en tratamientos de diez días de cura o de semiayuno con Sirope de Savia.

Primer ejemplo: persona de 56 años, albañil, con exceso de peso, que tenía problemas de ahogo y a los diez días de tratamiento había bajado de peso 8 kg, habiéndole desaparecido todo el problema de ahogo y encontrándose mucho más ágil para su trabajo, y sorprendido por no haber pasado hambre durante el tratamiento.

Segundo ejemplo: persona de 20 años acude a mi consulta, lleva dos años recibiendo tratamientos por un problema de urología, padeciendo infecciones y fiebre, sin resultados positivos. Le empiezo a tratar con una pequeña terapia natural, junto con la Cura de Savia y limón. En los cuatro a seis días primeros de tratamiento fue eliminando todas las toxinas, creándole todo esto una sintomatología aparentemente adversa, con dolores y molestias generalizados. Fue a partir del octavo día cuando empezó a encontrar una progresiva mejoría. Al llegar al décimo día le prescribo continuar con otro tratamiento de veinte días más y el semiayuno con Sirope de Savia. El resultado ha sido plenamente satisfactorio, le han desaparecido todo tipo de infecciones y dolores.

Fumadores. También he conseguido muy buenos resultados en el caso de fumadores que querían dejar de fumar. Aparte del importante papel desintoxicante, la Cura ayuda psicológicamente en gran medida para desengancharse del tabaco o del alcohol, proporcionando a la persona, sobre todo en la segunda parte de la Cura, un nuevo bienestar y libertad hacia los excitantes tóxicos.

Niños. Como pediatra recomiendo el Sirope de Savia para la alimentación infantil, ya que no existe prácticamente ningún niño al que no le gusten los dulces, y por otro lado no he conocido ningún otro edulcorante que aporte al organismo un nivel tan elevado de vitaminas y minerales –imprescindibles para la salud y el crecimiento infantil– como el Sirope de Savia.

En el caso de sobrepeso recomiendo sustituir las bebidas, la leche y los dulces que suelen tomar los niños por la mañana, por dos o tres vasos de Sirope de Savia con limón y agua, preparando una parte en una botellita o termo para llevárselo a la escuela. No he conocido a ningún niño al que no le guste su «limonada de savia».

En el caso de una niña de 2 años que tenía una fuerte alergia contra cualquier dulce –incluso la miel más pura le causaba erupciones de piel–, el Sirope de Savia fue el único edulcorante cuya ingestión no le causó ninguna molestia. **P. S., PEDIATRA (ALEMANIA)**

Capítulo 12

Recetas con el Sirope de Savia

Crepes rellenos

(para 10 crepes)

Ingredientes: *3 huevos, 3 cucharadas soperas de harina integral, ½ cucharadita de sal marina, 300 ml de leche de vaca o soja, una cucharada sopera de mantequilla derretida, 1-2 cucharadas soperas de Sirope de Savia bien batidas en batidora, aceite para freír.*

- Se deja reposar la pasta durante una hora, luego freír los crepes muy finos (5 cucharadas de pasta por crepe).

Relleno: *2 cucharadas soperas de zumo de naranja, 1-2 cucharadas soperas de pasas, 150 g de tofu, 2 cucharadas de yogur con nata, una cucharada de zumo de limón, 4 cucharadas de Sirope de Savia, 100 g de almendras ralladas ligeramente tostadas.*

- Mezclar todo en la batidora y rellenar los crepes con la mezcla. Servir con un poco de nata montada.

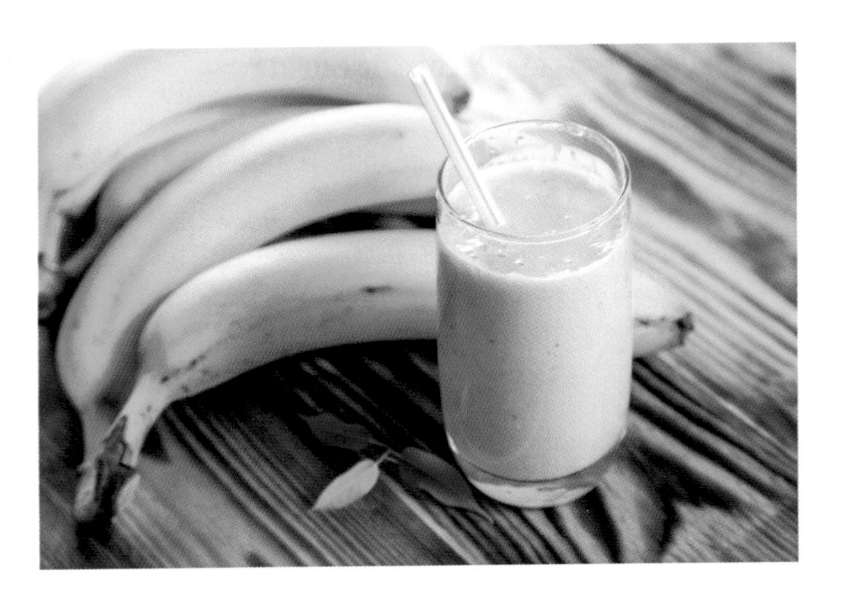

Crema de Sirope de Savia y plátano

(para 3-4 raciones)

Ingredientes: *3 plátanos maduros, el zumo de ½ limón y piel rallada, 3 cucharadas soperas de Sirope de Savia, 2 yogures, 150 g de quark o queso fresco, nata.*

- Mezclar todo con batidora.

Batido de fruta y Sirope de Savia

(para 2 raciones)

Ingredientes: *200 gr de fruta madura, un poco de zumo de limón, 200-300 ml de leche, 2 cucharadas de Sirope de Savia, 2 bolitas de helado de vainilla o fruta.*

- Mezclar en batidora hasta que se vuelva espumoso.

Tarta de zanahoria y Sirope de Savia

(para 8 raciones)

Ingredientes: *4 yemas de huevo, 150 ml de Sirope de Savia, 200 g de zanahoria rallada, zumo de 1 limón y piel rallada, una pizca de canela, 200 g de almendras ralladas, 80 g de harina de trigo integral, una cucharadita de levadura en polvo, 4 claras de huevo, una pizca de sal marina.*

- Se mezclan bien en batidora las yemas y el Sirope. Poco a poco se va añadiendo el resto de ingredientes, excepto las claras y la sal marina, que se baten aparte, agregándolo al final a la pasta. Se cuece en el horno precalentado durante 45 minutos a 180 ºC.

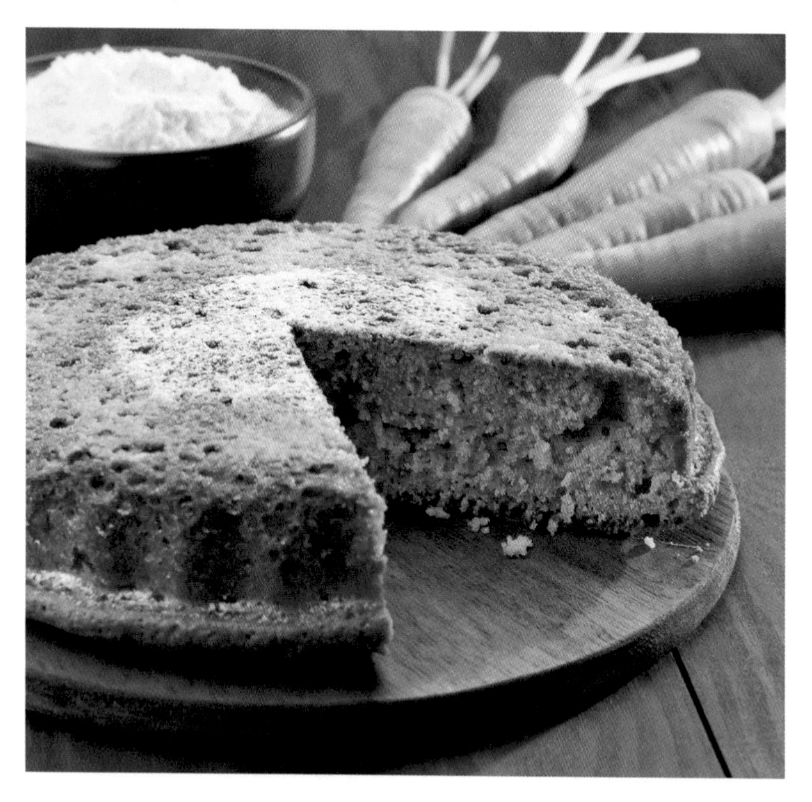

Tofu Oriental con Sirope de Savia y salsa de curry

(para 4 raciones)

Ingredientes: *3 cucharadas de aceite, una cebolla, 500 g de tofu, una manzana pequeña, 1 plátano, ½ cucharadita de sal marina, 1 ajo picado, 3-4 cucharaditas de curry, 2-3 cucharadas de salsa de soja, 2 cucharadas soperas de Sirope de Savia, 2 cucharadas de sidra de manzana, un puñado de pasas, un puñado de almendras picadas, 100 ml de nata ligera, un poco de agua.*

- Se sofríe en el aceite la cebolla y el tofu, cortado en cuadraditos. Se corta fina la manzana y el plátano y se añade a la sartén. Se agregan los restantes ingredientes a la sartén, removiendo hasta obtener una salsa deliciosa. Se sirve caliente con arroz.

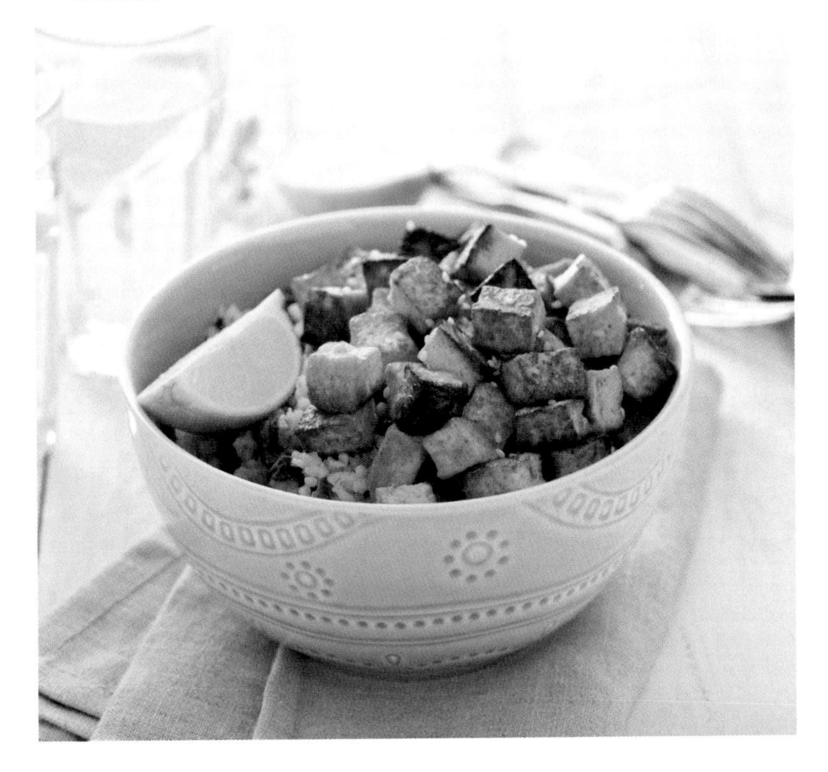

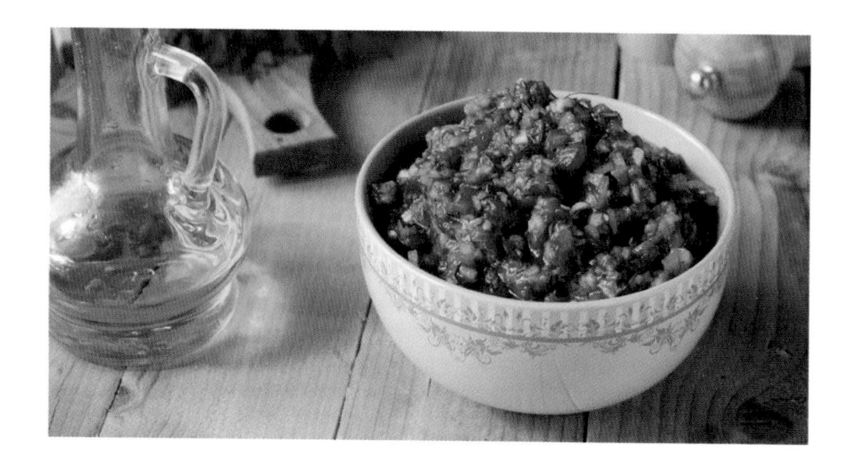

Berenjenas de Oriente Medio con Sirope de Savia

(para 4 raciones)

Ingredientes: *3 berenjenas, 2 dientes de ajo, el zumo de un limón, 4 cucharadas soperas de Sirope de Savia, 4 cucharadas de aceite de oliva, 1 cucharadita de Ras-el Hanout,* sal marina y pimienta*

- Pelar los dientes de ajo y majarlos en un mortero con una pizca de sal. Pasarlos a un bol y añadir el zumo de limón, el Sirope de Savia, el aceite de oliva, el Ras-el Hanout, y sal y pimienta al gusto. Mezclar bien con un batidor de varillas.
- Despuntar las berenjenas y cortar en trozos. Ponerlas en el bol de las especias, remover bien y dejar reposar unos minutos mientras calentamos el horno a 180 °C.
- Llevar las berenjenas al horno y cocer durante unos 20 minutos, o hasta que estén bien tiernas.

---

* *Ras-el Hanout* es una mezcla de especias que podréis encontrar en tiendas asiáticas o marroquíes. Si no la conseguís, utilizad curry en polvo.

Zanahorias glaseadas con granada

(para 6 personas)

Ingredientes: *450 g de rodajas de zanahoria, 115 g de nueces troceadas, 60 g de arándanos secos, 240 ml de zumo de granada, 2 cucharadas de Sirope de Savia, 1 cucharada de aceite de oliva, 1 cucharada de tomillo fresco picado, sal y pimienta.*

- Verter el zumo en una cacerola pequeña a fuego medio alto. Cocinar durante 15 minutos, o hasta que el zumo se haya reducido 60 ml. Añadir el Sirope de Savia. Esta mezcla puede prepararse algunos días antes y conservarla en un recipiente hermético en el refrigerador.
- Mientras el glaseado se está cocinando, precalentar el horno a 200 ºC. Colocar las zanahorias, el aceite, la sal y la pimienta en una bandeja para el horno. Hornear durante 15 minutos, removiendo ocasionalmente. Verter el glaseado sobre las zanahorias y mezclar. Hornear 10 minutos más, removiendo la mezcla un par de veces.
- Añadir las nueces y los arándanos y seguir horneando 5 minutos más, hasta que las zanahorias estén bien glaseadas y tiernas.
- Transferir en un plato para servir y espolvorear el tomillo.

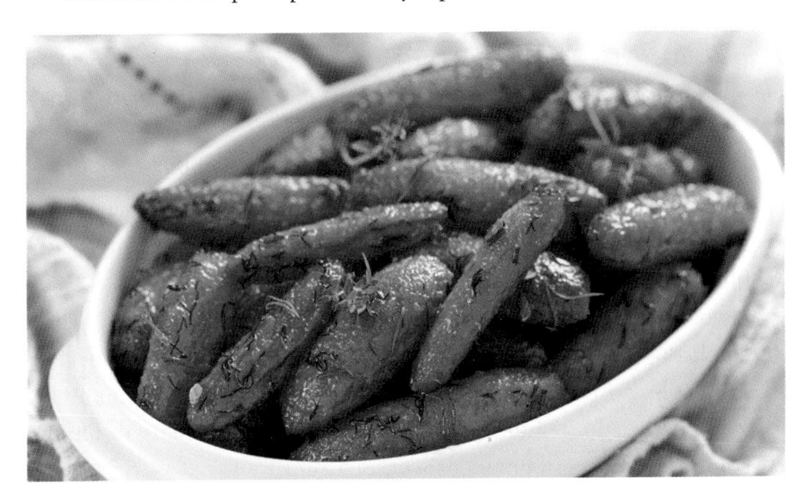

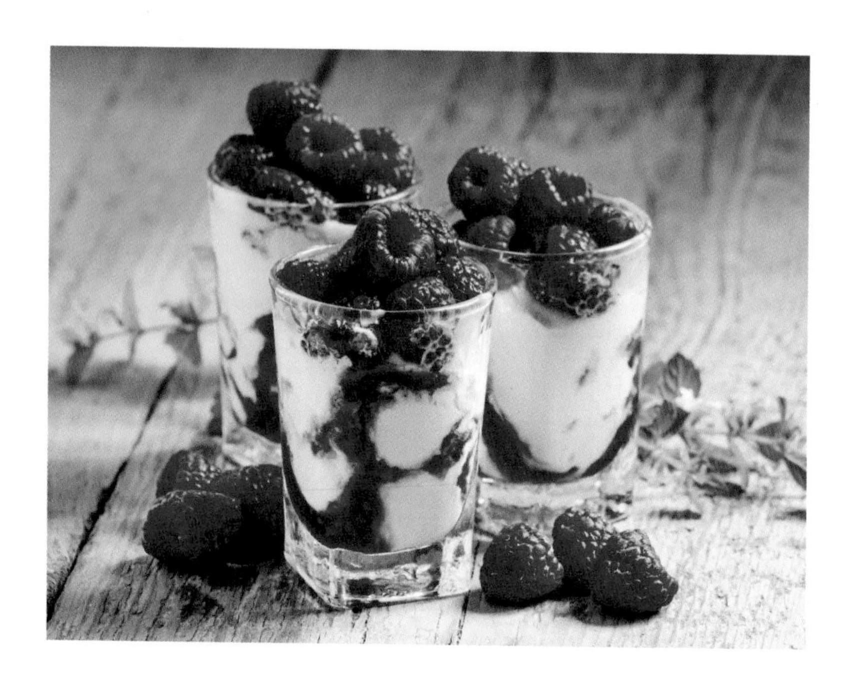

Helado de frambuesa casero con Sirope de Savia

(para 4 raciones)

Ingredientes: *200 g de frambuesas (pueden ser congeladas), 4 cucharadas soperas de Sirope de Savia, 3 yogures griegos, 1 limón, 4 galletas tipo digestive*

- Pon las frambuesas a descongelar en el vaso de la batidora (retira unas cuantas para decorar). Exprime el limón, cuela el zumo y añádelo. Agrega los yogures, el Sirope de Savia, las galletas y tritura 5 minutos hasta que quede una crema.
- Coloca la crema en una fuente de paredes bajas y tápala con film. Déjala en el congelador 30 minutos. Sácala y remuévela con un tenedor para romper los cristales de hielo. Tápala y vuelve a congelarla 30 minutos.
- Retira el helado, remuévelo y ponlo en recipientes de cristal. Decora con las frambuesas retiradas para decoración.

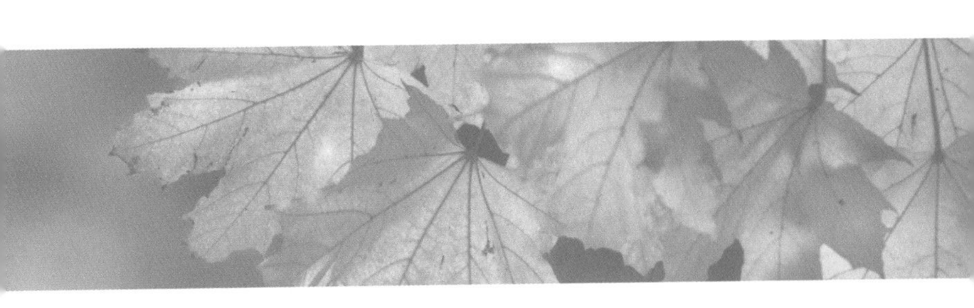

Para saber más

Blasco, M.: *Cocina vegetariana para las 4 estaciones*. Ed. Océano, Barcelona, 2008.

Boutenko, V.: *La revolución verde*. Ed. Gaia, Barcelona, 2016.

Chinmoy, S.: *La enseñanza silenciosa*. Ed. Obelisco, Barcelona, 2000.

Herp, B.: *El nuevo libro de la cocina natural*. Ed. RBA, Barcelona, 2012.

Jensen, B.: *La limpieza y regeneración de los tejidos celulares*. Ed. Obelisco, Barcelona, 2016.

Lützner, H.: *Rejuvenecer con el ayuno*. Ed. RBA, Barcelona, 2015.

Meltzer, B.: *La alimentación equilibrada*. Ed. Océano, Barcelona, 2002.

Möhring, W.: *El libro práctico de las tisanas*. Ed. Robin Book, Barcelona, 1998.

Moss, M.: *Adictos a la comida basura*. Ed. Deusto, Bilbao, 2016.

Roura, N.: *Detox Sen*. Ed. Urano, Barcelona, 2015.

Suárez Nova, P.: *El tesoro de la salud*. Ed. Océano, Barcelona, 2010.

Vogel, A.: *El pequeño doctor*. Ed. Ars Medica, 1986.

Más información sobre la Cura de Savia y zumo de limón

ESPAÑA
MADAL BAL - EVICRO, S. L.
Telf. 93 665 76 06
Fax 93 636 40 08
www.evicro.net

El Sirope de Savia y zumo de limón está distribuido en:

ARGENTINA
Ancona Representaciones S. R. L.
Telf. +54 9 11 6056 8028
Fax +54 11 4241 0699
www.siropedearceypalma.com.ar

USA
Supreme Joy Distributors
Telf. +1 925 961 1111
Toll Free 888 961 1121
www.neeranatural.com

CHILE
Simaios Internacional, S. A. de C. V.
www.siropedesavia.cl

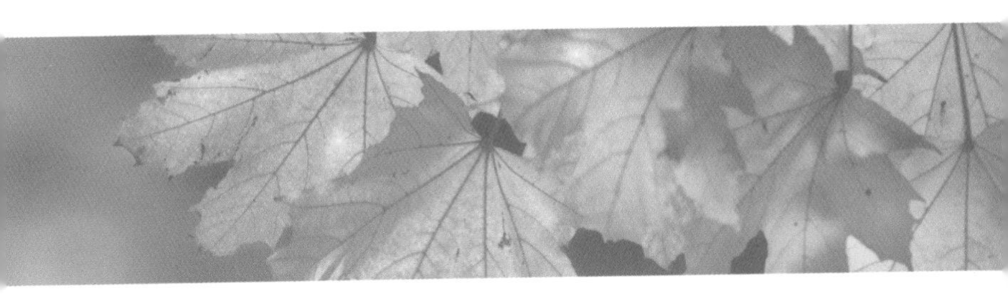

Índice